AF459001

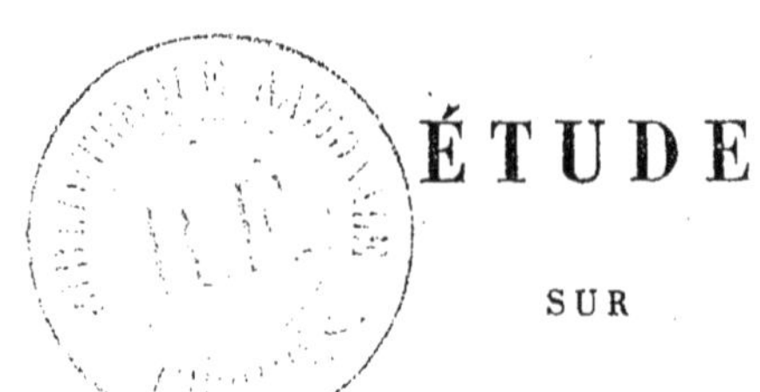

ÉTUDE

SUR

L'HYDRATE DE CHLORAL

ET LE

TRICHLORACÉTATE DE SOUDE

Par **HENRI BYASSON**

DOCTEUR EN MÉDECINE, PHARMACIEN EN CHEF DE L'HOPITAL DU MIDI

ET

ANTONIN FOLLET

PHARMACIEN, EX INTERNE DES HOPITAUX

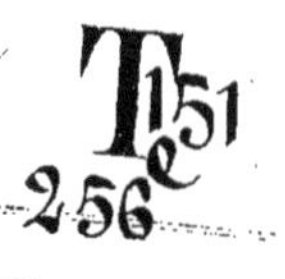

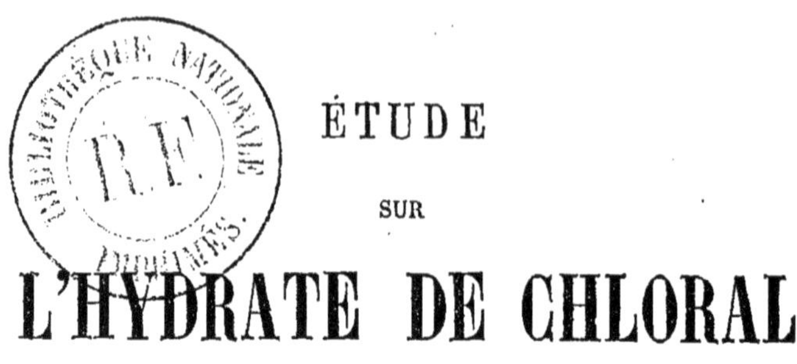

ÉTUDE
SUR
L'HYDRATE DE CHLORAL

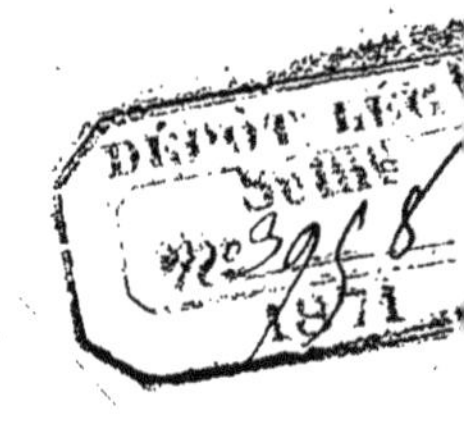

INTRODUCTION

En 1869, le docteur Oscar Liebreich découvrait l'action physiologique de l'*hydrate de chloral*, et enrichissait la thérapeutique d'un nouvel agent hypnotique et anesthésique.

Cette découverte, importante en elle-même, avait surtout le mérite d'être de celles qui ouvrent des horizons nouveaux, et provoquent l'apparition de théories plus précises, parce que l'observation et l'expérience fournissent pour les appuyer des faits incontestables. Parmi les corps, en quantité aujourd'hui innombrables, isolés ou créés par le chimiste dans son laboratoire, beaucoup devront être expérimentés selon la vraie méthode scientifique, et le médecin-clinicien utilisera les résultats obtenus, pour le bien de l'humanité.

L'étude de l'hydrate de chloral montrera, à défaut d'autres considérations, combien est stérile la voie empirique, suivie presque toujours par les thérapeutistes, et combien pour l'explication rationnelle de tout fait, quel qu'il soit, il est nécessaire de faire concourir les différentes branches fondamentales de la science, parvenue à un degré si plein d'espérances pour l'avenir.

Lorsqu'un corps, constituant une espèce chimique simple ou composée, est introduit dans un organisme animal, l'expérimentateur se trouve en présence d'un problème des plus complexes. La connaissance de la constitution chimique étant supposée acquise, la voie d'introduction est tout d'abord à considérer. Le médicament pénètre-t-il directement dans un appareil quelconque, en suivant une voie naturelle? Il faudra tenir compte de son action sur les liquides auxquels il va se mélanger, et comme conséquence première de ce mélange qui pourra amener des modifications chimiques, les éléments anatomiques tapissant les cavités naturelles, seront plus ou moins altérés, par suite du changement de leur milieu normal, et cette altération, apparente ou non, aura son contre-coup dans l'organisme tout entier.

Le médicament étant introduit dans la masse d'un tissu, il faudra tenir compte de la lésion produite, de la nature chimique du liquide dans lequel vivent ses éléments, des changements de structure qui en sont la conséquence. Nous passerons sous silence quelques autres données moins importantes, mais qu'on ne peut négliger dans la pratique.

Le médicament arrive dans le sang, soit avec sa constitution première, soit modifiée dans sa composition. A mesure qu'il parvient dans ce tissu vivant et mobile, il rencontre des corps nombreux, de nature complexe, dans un état physique des plus favorables aux réactions, mais formant un tout homogène.

De ce mélange, envisagé physiquement, résulterait une première modification qui portera surtout sur les globules sanguins, habitués à vivre dans un milieu normal. Si le médicament agit chimiquement, l'expérimentateur aura à déterminer la nature de cette action, et alors le problème se complique. Les corps nombreux qui constituent le sang, forment des espèces chimiques mal définies, et pour lesquelles les progrès de la chimie laissent à désirer. L'action physiologique peut s'arrêter là dans certains cas, et les troubles fonctionnels observés peuvent être la conséquence de réactions constatées. Mais dans le plus grand nombre de cas, il n'en est pas ainsi. Le sang modifié et transporté dans tous les tissus auxquels il fournit les matériaux de nutrition, et qu'il débarrasse des produits de dénutrition, va agir sur leurs éléments anatomiques, soit par le médicament primitif qu'il renferme, soit par les corps nouveaux qui se sont formés, soit par lui-même, en vertu des altérations qu'auront subies ses principes fondamentaux.

Quels seront les systèmes atteints? Quelles seront les causes directes? Quel sera le processus de la réaction sur l'organisme tout entier? Si l'état normal réapparaît, après un temps donné, quelles seront les voies principales d'élimination; sous quelle forme chimique le corps primitif sera-t-il trouvé dans les excrétions ; quelle sera la durée de l'action, et partant de l'élimination? Telles sont les principales questions qu'il faudra se poser, pour parvenir au but.

Dans tout organisme normal, appartenant à la même espèce, l'action physiologique sera identique et de même sens ; elle différera en quantité suivant les individus, à cause des conditions variées dans lesquelles ils seront placés. Mais dans l'état pathologique bien défini et quel qu'il soit, surtout quand le trouble fonctionnel est bien caractérisé, le médicament pourra avoir une action différente, et il nous suffira de rappeler les considérations qui précèdent, pour n'avoir pas à entrer dans d'autres détails.

On le voit, le champ est vaste ; et qui pourrait se flatter de le sillonner et de le féconder tout entier ? La solidarité de toutes les sciences apparaît toujours comme une nécessité, et c'est en dépouillant l'esprit d'exclusivisme, parfois bien petit, et en tout cas stérile, que le médecin marchera sûrement dans une voie féconde.

Ces considérations sont nées dans notre esprit, à la suite de la lecture de l'introduction écrite, en tête du mémoire sur l'*Hydrate de chloral*, par M. le professeur Oscar Liebreich. Quelques-unes d'entre elles y apparaissent plus ou moins nettement, d'autres sont passées inaperçues ou ont paru être oubliées dès qu'il s'est agi de présenter l'interprétation analytique des faits et des expériences. Observer et concevoir, pour observer encore et expérimenter si cela est possible ; concevoir de nouveau et ainsi de suite, telle paraît être en toutes choses la marche suivant laquelle procède la pensée dans ses investigations. En formulant cette conception, nous n'avons eu d'autre but que de montrer combien dans ce travail, nous sommes éloignés de croire que nous ayons fait une étude complète, et combien aussi, à mesure qu'on poursuit un sujet, se dressent nombreuses les expériences que l'on voudrait encore tenter.

Telle que nous la présentons, cette étude pourra toutefois avoir son intérêt. Dans tous les cas, le sujet en est des plus séduisants à tous les points de vue, et l'attrait est augmenté par la pensée que l'*hydrate de chloral* apparaît à tous ceux qui l'étudient, comme devant être une ressource pour soulager bien des maux, et parfois pour procurer la guérison. La thérapeutique, dans l'interprétation scientifique des résultats que le clinicien enregistre, en est à son enfance. Les médicaments complexes qu'elle utilise, produisent des effets physiologiques complexes. C'est en portant tout d'abord ses efforts sur des corps déterminés chimiquement, qu'il sera possible d'apporter quelque lumière dans le chaos. Les exemples sont encore peu nombreux, et nous ne saurions mieux faire, que de citer celui que nous a donné un illustre maître, M. Claude Bernard, dans son étude, sur l'action de l'oxyde de carbone.

Notre travail présentera trois parties :

La *première* comprendra un aperçu des résultats obtenus; les propriétés chimiques principales de l'*hydrate de chloral*, surtout celles qui peuvent intéresser le médecin ; nous joindrons la manière dont le pharmacien, plus spécialement, doit se rendre compte de la pureté des produits.

La *deuxième* comprendra nos expériences physiologiques.

La *troisième* comprendra les déductions qu'on en peut tirer; les applications thérapeutiques qui en sont les conséquences; les formes pharmaceutiques que l'hydrate de chloral est susceptible de recevoir.

PREMIÈRE PARTIE

Le *chloral*, découvert en 1832, par Liébig, et étudié plus particulièrement par Dumas et Staedeler, n'avait reçu aucune application. C'était un produit de laboratoire, d'une importance toute théorique, et que l'on préparait l'on peut dire rarement, et à grand'peine. L'hydrate de ce corps fut signalé comme anesthésique par M. Oscar Liebreich au milieu de 1869, et à partir de ce jour, les communications se succédèrent nombreuses à l'Académie des sciences, dans les sociétés médicales et les publications scientifiques. Nous signalerons rapidement les principaux travaux.

Oscar Liebreich présenta l'hydrate de chloral, principalement comme anesthésique et succédané du chloroforme. La théorie chimique et physiologique de son action causa un certain étonnement. Dans deux communications successives, M. Demarquay concluait de ses expériences sur les lapins et sur l'homme, à des résultats en grande partie différents. La théorie chimique était repoussée, sans toutefois que l'auteur apportât aucune expérience nouvelle pour la combattre; l'hydrate de chloral devenait un hypéresthésique; seule, la propriété hypnotique était signalée comme réelle.

Une note de MM. Dieulafoy et Krishaber signale des

faits physiologiques nouveaux, et en particulier l'influence des doses croissantes sur le même animal et la différence dans les phénomènes provoqués par le chloroforme et l'hydrate de chloral.

M. Landrin, par les résultats opposés qu'il a obtenus, en administrant à des chiens deux produits vendus sous le nom de chloral hydraté, nous fournit un enseignement précieux : celui de déterminer tout d'abord la pureté des produits que nous expérimentons.

M. Bouchut, dans une note sur les résultats de recherches cliniques, signale quelques faits nouveaux et bien propres à faire ressortir de quelle importance sera le nouveau médicament. Cette même note, comme nous le prouverons plus loin, renferme au point de vue de la théorie chimico-physiologique des inexactitudes.

M. Personne, par des expériences précises, est venu confirmer le premier la théorie d'Oscar Liebreich; le sang des animaux anesthésiés par le chloral hydraté renferme du chloroforme.

M. Richardson avait annoncé le fait sans démonstration suffisamment détaillée; mais on peut faire une observation critique sur le résultat des expériences de M. Personne; il découvre le chloroforme dans le sang d'un animal chloralisé complétement et qui a été sacrifié; mais il n'en démontre pas l'existence pendant la vie de l'animal. Le dédoublement de l'hydrate de chloral, en ses deux éléments plus simples, ne se produirait qu'après la mort; le sang alcalin agissant dès que la vie aurait cessé. Nous ne signalons cette objection que parce que c'est la seule possible.

Le même savant apportait un peu plus tard des connaissances nouvelles sur la préparation et les caractères de l'hydrate de chloral, observations très-importantes, car un certain nombre d'expérimentateurs ont certainement employé des échantillons tellement impurs, que leurs résultats en étaient profondément changés.

Nous faisons cette réflexion, surtout à propos de la note de M. Laborde, sur les dangers de l'administration du chloral; il est bien certain que ce médecin se sera servi de produits d'une grande impureté.

M. Namias, dans ses études cliniques, à l'hôpital de Venise, signalant quelques résultats thérapeutiques, apporte la même observation.

Nous ne pouvons que signaler les nombreuses discussions qui ont eu lieu depuis deux ans, au sein des sociétés de médecine et de chirurgie de Paris. MM. Giraldès, Liégeois, Verneuil, Giraud-Teulon, et beaucoup d'autres, ont apporté des faits nouveaux qui seront appréciés dans le cours de ce travail. Nous signalerons en dernier lieu les recherches cliniques de M. le docteur Charles Mauriac, dans l'emploi de l'hydrate de chloral, pour combattre les algies de nature vénérienne.

De l'examen des différents travaux et notes, ressort pour nous cet enseignement : la difficulté de l'expérimentation physiologique se complique parfois de la rapidité avec laquelle les expériences sont faites et de la hâte que l'on peut apporter à les publier sans contrôle. Il n'est pas possible de trouver une autre explication de la divergence des résultats et de la négation catégorique des faits évidents et faciles à renouveler.

M. Gübler, dans son cours à la Faculté de médecine, a consacré quelques savantes leçons à l'étude de ce médicament; il a également repoussé la théorie du dédoublement dans l'économie.

Quant aux observations cliniques, elles sont nombreuses déjà; mais il est bien évident que cette étude sera longue et devra être conduite avec lenteur, surtout en étudiant les généralisations. Mais il est possible déjà de prévoir quelles seront plus spécialement les maladies dans lesquelles le médecin pourra avoir recours à ce médicament. Des résultats certains ont été obtenus, et rien ne parle haut comme un fait bien observé.

Le CHLORAL est un liquide incolore, d'une mobilité très-grande, d'une odeur piquante spéciale, produisant sur la muqueuse pituitaire une sensation de brûlure. Sa densité à + 15° est égale à 1,523, sous la pression $0^{m}7585$, il bout à 95°. Il se combine à l'eau, à l'alcool, avec une élévation de température considérable; il est miscible à l'éther; il dissout le brôme, l'iode, et à chaud, en proportion notable, le soufre et le phosphore. Le camphre se dissout en proportion considérable. L'essence de menthe donne lieu à des phénomènes de coloration très-remarquables et qui méritent d'être étudiés. Nous en dirons autant de l'action de quelques hydrocarbures de la série du Térébène.

Le chloral ne peut se conserver avec toutes ses propriétés pendant longtemps. Dans un tube scellé à la lampe, où son hydratation est impossible, il se transforme en sa modification solide, et alors il est insoluble dans l'eau; on le désigne sous le nom de *Métachloral*. Cette modification se produit rapidement, lorsque le chloral est abandonné dans un vase, sur de l'acide sulfurique concentré. Le retour au premier état, s'effectue sous l'influence de la chaleur vers 180°.

Toutes les fois que l'on fait agir le chlore sur l'alcool concentré ou bien sur l'amidon et le sucre, le chloral prend naissance. Le procédé le plus complet de préparation qui ait été donné, est celui de M. Dumas, décrit dans son Traité de chimie. C'est celui que nous avons suivi tout d'abord pour préparer le chloral, qui nous était nécessaire; mais nous sommes arrivés à le modifier, de façon à rendre en quelque sorte la fabrication industrielle et à obtenir un produit tout à la fois d'un prix peu élevé et d'une pureté irréprochable.

On comprend que nous ne pouvons entrer ici dans tous les détails; il nous suffira de dire :

1° Que l'alcool anhydre est remplacé par de l'alcool commercial à 95°;

2° Que nous faisons agir le chlore dans des conditions de température différente;

3° Que la séparation des produits nombreux par rectification, a été également modifiée.

Lorsque l'alcool soumis au courant de chlore est saturé, on a un liquide des plus complexes. Pendant la réaction, il y a formation d'acide chlorhydrique et d'éther chlorhydrique qui se dégagent avec l'excédant de chlore, et que l'on peut recueillir suivant le conseil de M. Hoffmann, pour la préparation des éthylamines. La production de ce dernier corps est assez considérable, pour qu'enflammé à l'extrémité du tube de dégagement, il donne une flamme continue, bordée de vert. Une certaine quantité de chlorure d'acétyle produit, est également entraîné; car, dans l'eau de lavage, on retrouve une proportion notable d'acide acétique, provenant de la décomposition par l'eau du chlorure d'acétyle. Le chlorure d'acétyle est accompagné de son composé chloré en petite proportion; une quantité plus appréciable reste dans le liquide.

Si l'on ajoute trois à quatre fois son volume d'eau au liquide provenant de la saturation par le chlore, il se précipite un composé huileux, d'une odeur spéciale, peu agréable, et d'une action redoutable sur les animaux, et nous croyons aussi sur l'homme, d'après les sensations éprouvées par nous. Ainsi que Stas d'une part, Lieben de l'autre, dans des conditions un peu différentes, l'avaient remarqué, ce corps est un mélange d'acétal et de monochloracétal, renfermant de petites quantités d'éther acétique et probablement d'autres produits, mais en proportion trop minime pour que nous ayons pu les caractériser.

Le produit de l'alcool saturé par le chlore, renferme en outre de l'alcool, de l'aldéhyde et de l'acide trichloracétique; il est facile de mettre ces produits en évidence.

Lorsque l'on fait agir l'acide sulfurique sur ce mélange complexe, le chloral se sépare en grande partie; de l'acide chlorhydrique se dégage et la température s'élève parfois suffisamment pour que le mélange soit dangereux à faire; en même temps, du chlorure d'acétyle et de l'éther chlorhydrique en petite quantité, des vapeurs d'aldéhyde accompagnent le dégagement d'acide chlorhydrique.

Tous les autres produits sont d'abord dissous par l'acide trichloracétique et attaqués ensuite par lui; toutefois l'acide trichloracétique résiste en partie. Lorsque la température avec l'acide sulfurique est portée à 140°, il se dégage de l'éther sulfurique en petite quantité, il est vrai; mais dans certains cas, il est bon d'en être instruit, pour éviter les accidents déjà survenus en Allemagne. A une température plus élevée, il se dégage de l'hydrogène bicarboné, accompagné de produits d'une odeur empyreumatique spéciale; en même temps, le liquide, en fort petite quantité qui distille, renferme de l'acide trichloracétique. L'acide sulfurique est devenu noir par le dépôt de charbon; si on entretient la température suffisamment longtemps vers 200° à 230°, de l'acide sulfureux, de l'acide carbonique et de l'oxyde de carbone se produisent et l'acide sulfurique reprend sa limpidité.

Le chloral n'est pas complétement inattaquable par l'acide sulfurique; il n'est pas possible, même après des rectifications multipliées sur cet acide, de l'obtenir exempt d'acide chlorhydrique. Le chloral acide peut séjourner pendant plusieurs jours, sur de la craie, sans se débarrasser de cet acide; il est absolument nécessaire pour y parvenir de l'hydrater préalablement.

Sans nous étendre sur la partie chimique, il nous a semblé indispensable de signaler ces principaux faits et ces principales réactions que nous avons été en mesure de bien observer, ayant préparé déjà plus de 60 kilos d'hydrate de chloral. Suivant minutieusement ces indications, elles serviront à montrer les difficultés pratiques d'une préparation de cette nature, et elles expliqueront pourquoi, au début, les expérimentateurs se sont souvent servis d'un produit très-impur, et pourquoi aujourd'hui encore on rencontre très-fréquemment des échantillons dont l'emploi peut être dangereux.

Le corps employé en médecine sous le nom d'hydrate de chloral ou chloral hydraté, est le résultat de la combinaison du chloral avec l'eau. Ce corps a pour formule : $C^4HCl^3O^2 2HO$ qui montre que 100 grammes de chloral demandent en chiffres ronds 12 gr. 2 pour s'hydrater. Nous laisserons de côté les considérations sur la constitution chimique de ce corps et de son générateur le chloral. Si d'un côté, M. Würtz, par l'aetion du chlore sur l'aldéhyde, n'a pu obtenir que du chlorure d'acétyle et le chlorure d'acétyle monochloré, d'un autre, M. Personne, suivant la marche employée par Melsens, pour revenir de l'acide trichloracétique à l'acide acétique, a régénéré de l'aldéhyde au moyen du chloral.

La combinaison du chloral et de l'eau s'effectue avec une élévation de température considérable, si le chloral anhydre est bien pur; et c'est une phase de la préparation qui demande quelques précautions, si l'on opère sur des quantités un peu considérables. L'hydratation terminée, la cristallisation commence dès que la température est suffisamment abaissée.

L'hydrate de chloral est un corps solide à la température ordinaire, blanc, cristallisant de deux manières différentes ; tantôt en prismes à quatre pans très-fins, s'irradiant autour d'un centre commun; tantôt en rhomboëdres. Ces deux formes constituent-elles deux corps différents, ou bien avons-nous affaire à un cas de dimorphisme? Le dosage de la proportion d'eau, fait à plusieurs reprises, nous donne pour la variété rhomboëdrique, un chiffre légèrement plus élevé, mais qui ne correspond pas à une formule précise ; il est vrai que ce dosage fait au moyen de l'acide sulfurique concentré, n'est pas d'une exactitude suffisante, parce que cet acide attaque toujours un peu le chloral. Cependant lorsqu'on fait cristalliser une solution aqueuse concentrée d'hydrate de chloral, faite dans les proportions suivantes :

Hydrate de chloral. .	:	100 grammes.
Eau.	:	25 grammes.

Voici ce que l'on remarque : formation de cristaux rhomboëdriques d'abord, sur lesquels viennent s'implanter des cristaux prismatiques. Si l'on sépare ces derniers, après avoir égoutté la liqueur mère, et si on veut les dessécher, on y réussit rarement. Ces cristaux prismatiques se désagrégent et en plaçant un cristal sur le porte-objet du microscope, on peut suivre cette transformation. Les cristaux rhomboëdriques d'hydrate de chloral offrent souvent sur leurs faces des stries parrallèles et régulières que l'on croirait formées, à un grossissement un peu considérable, de prismes très-fins, juxtaposés, présentant une arête parallèle à la face du rhomboëdre sur laquelle ils sont disposés.

Le point de fusion de la variété rhomboëdrique est de deux degrés plus élevé. Tels sont les faits que nous avons observés et qui demandent une étude minutieuse pour trancher la question de dimorphisme.

Dans le commerce, l'hydrate de chloral affecte la structure saccharoïde, due à l'enchevêtrement des cristaux ; on le rencontre quelquefois sous la forme de cristaux rhomboëdriques séparés et transparents, qu'il est facile d'obtenir. L'hydrate de chloral, sous cette forme, présente l'inconvénient de s'altérer plus rapidement que sous la première. Nous en dirons autant de la forme en quelque sorte amiantoïde, dans laquelle l'hydrate de chloral est cristallisé en prismes fins et très-longs.

L'hydrate de chloral fond entre 45° centigr. et 46° centigr. ; la variété rhomboëdrique, entre 47° centigr. et 48° centigr. ; il entre en ébullition entre 96° et 98° centigr. sous la pression 0^m, 759 et il est facile d'expliquer pourquoi, quelle que soit la pureté de l'hydrate de chloral, la température oscille ainsi de deux degrés. On distille 100 grammes de chloral, hydraté, et on fractionne en quatre parties le produit de la distillation, chaque portion est agitée avec 50 cent. cubes d'acide sulfurique au maximum de concentration et le chloral anhydre est séparé et pesé. En supposant les quatre parties égales à 25 grammes, voici les chiffres trouvés :

La 1re portion a donné	19gr	95	chloral anhydre.
La 2e —	19	37	—
La 3e —	18	97	—
La 4e —	18	85	—

Cette expérience prouve que l'hydrate de chloral, quoique étant une combinaison stable, se dissocie légèrement. Les premières portions renferment moins d'eau que les dernières. L'hydrate de chloral se dissout en proportion très-grande dans l'eau, l'alcool, la glycérine, l'éther et le chloroforme. L'odeur est franche, légèrement piquante, sans mélange d'odeur d'aldéhyde ou de produits empyreumatiques. La saveur est désagréable, caustique et a besoin d'être masquée pour être facilement acceptée. Saisi avec les doigts, l'hydrate de chloral procure la sensation d'un corps gras ; étant très-déliquescent, il fond au contact de l'eau exhalée par la peau; laissé pendant quelques instants en contact avec elle, il amène la mortification de l'épiderme, et son rapide renouvellement.

Les substances végétales et animales sont profondément désorganisées et altérées, même à froid. Laissé en contact avec ces dernières et fondu en leur présence, il se colore de teintes variées, sous lesquelles d'ailleurs, il n'était pas rare de le rencontrer au début, dans le commerce.

Abandonné à l'air libre, dans un lieu sec, l'hydrate de chloral s'évapore lentement à la manière du camphre; enfermé dans un flacon, il se sublime et cristallise sur les parois. L'hydrate de chloral, en dissolution dans l'eau, doit manifester au papier tournesol une réaction à peine acide, de telle façon que la plus petite quantité d'alcali suffit pour la faire disparaître. La dissolution aqueuse, exposée à la lumière, s'acidifie d'ailleurs avec le temps. Avec le nitrate d'argent, elle ne doit pas donner de précipité; les échantillons les plus purs manifestent un trouble à peine sensible.

L'hydrate de chloral s'oppose longtemps à la fermentation alcoolique. Pour le prouver, on dispose dans deux vases une solution de sucre, dans laquelle on sème de la levûre de bière; on fait dissoudre dans l'un de l'hydrate de chloral, dans la proportion de 1/100e du liquide, la fermentation ne s'est produite dans ce dernier que 17 jours après le premier.

L'hydrate de chloral soumis à l'action des alcalis hydratés, se dédouble en chloroforme et en acide formique, passant à l'état de formiate, à mesure qu'il se produit. Ce dédoublement a lieu lentement à froid; à chaud, même à 40° centigr. il est très-rapide. Les carbonates alcalins et même les bicarbonates produisent le dédoublement du chloral à une température peu élevée. Cette réaction fondamentale, facile à répéter, est celle qui a conduit Oscar Liebrich à son emploi thérapeutique.

Soumis à l'action des oxydants, tels que l'acide nitrique, il se combine à deux molécules d'oxygène et se transforme en acide trichloracétique. Les deux réactions précédentes peuvent être formulées de la façon suivante :

$$C^4HCl^3O^2 + KO, HO = C^2HCl^3 + KO, C^2HO^3$$
$$C^4HCl^3O^2 + 2O = C^4HCl^3O^4$$

Pour reconnaître la pureté de l'hydrate de chloral, le médecin et le pharmacien devront tenir compte de tous les caractères précédents. Voici d'ailleurs, par des exemples tirés d'échantillons divers, la marche à suivre. Trois de ces produits étaient sûrement d'origine allemande, deux autres étaient vendus comme d'origine faançaise.

Le premier, en fragments d'une blancheur douteuse, sans apparence cristalline bien marquée, odeur peu franche ; on distingue l'odeur empyreumatique et l'odeur d'aldéhyde, onctueux au toucher. La solution aqueuse est franchement acide au papier tournesol, Il fond à 51° centigr. et se teinte légèrement en violet ; commence à bouillir nettement vers 92° et le thermomètre s'élève jusqu'à 115°. La solution aqueuse précipite, en quantité pondérable, le nitrate d'argent. Mis en contact avec l'acide sulfurique concentré et chauffé, il colore ce dernier avant que la température ait dépassé 100°. Voilà un produit d'une impureté manifeste ; et cependant lorsqu'on se reporte à la bouillie cristalline, seule employée au début, on ne doit pas être étonné des résultats obtenus par les expérimentateurs.

Le deuxième, en fragments réguliers, saccharoïdes, finement aiguillés, d'une blancheur parfaite quoique mate; on distingue quelques points rouges violacés dans la masse, odeur franche, onctueux au toucher, fond à 48° se teinte en violet; bout entre 96° et 98° centigr.; les dernières gouttes manifestent seulement une odeur d'acide trichloracétique. La solution aqueuse, à peine acide, louchit très-peu par le nitrate d'argent. Mis en contact avec l'acide sulfurique et chauffé, il colore très-légèrement ce dernier, vers la fin de la distillation du chloral anhydre. A part les impuretés accidentelles qui l'ont coloré, lorsqu'il a été fondu et le point de fusion un peu plus élevé, parce qu'il renferme de l'alcoolate de chloral, en petite proportion, cet échantillon est bon et peut être employé sans danger.

Le troisième, en fragments minces, irréguliers, blanc sale ; odeur d'adéhyde bien manifeste; fond au toucher ; ne se colore pas par la fusion ; point de fusion 51° centigr.; point d'ébullition entre 98° et 99° ; vers la fin il dépasse 105° ; odeur empyreumatique des derniers produits. Résidu solide, en quantité appréciable, se dissolvant dans l'eau, et reconnu pour du chlorure de calcium. La dissolution aqueuse est franchement acide, et précipite manifestement par le nitrate d'argent. Traité par l'acide sulfurique, la coloration noire de ce dernier se manifeste avant que la température ait atteint 100°. Cet échantillon est à rapprocher du n° 1 ; il est manifestement impur et doit être rejeté de la pratique médicale.

Le quatrième se présente sous la forme de cristaux rhomboëdriques transparents ; l'odeur est franche ; il fond entre les doigts rapidement. Le point de fusion est entre 48° et 49° ; point d'ébullition normal entre 96° et 98° ; odeur légère pour les dernières portions, d'acide trichloracétique et d'empyreume. La solution aqueuse est acide ; le nitrate d'argent donne un précipité sensible. L'acide sulfurique mis en contact avec lui et chauffé, ne noircit pas au-dessous de 100°. Cet échantillon, d'après les caractères précédents, pourrait être employé, et à part de l'acide chlorydique qu'il renferme en légère proportion, sa pureté serait irréprochable.

Le cinquième, hydrate de chloral, en plaques cristallines, dont les cristaux sont bien formés et bien apparents ; l'odeur est franche, sans mélange ; il fond rapidement entre les doigts. Le point de fusion est entre 45° et 46° centigr. ; le point d'ébullition est normal, ne dépassant pas 98° ; pas de résidu fixe ; très-légère odeur empyreumatique vers la fin de la distillation. La dissolution aqueuse est d'une acidité à peine marquée et louchit fort peu par le nitrate d'argent. Distillé sur l'acide sulfurique, il ne le colore pas sensiblement au-dessous de 100°. Cet échantillon est le plus pur que nous ayons rencontré.

Ces essais nous apprennent que deux fois sur cinq, nous avons eu des produits mal préparés, mélangés à d'autres substances, ayant des propriétés différentes. Nous ne saurions trop appeler l'attention du médecin et du pharmacien sur cette question. Les analyses sont faciles à exécuter.

L'hydrate de chloral, en dissolution aqueuse, de

moyenne concentration de 10 à 40 p. 100, coagule l'albumine; le coagulum n'est jamais bien dense. Il réduit la liqueur cupro-potassique avec rapidité et énergie; la formation de sous-oxyde de cuivre rouge est en quelque sorte instantanée. Les formiates alcalins ne réduisent au contraire la liqueur de Foëhling qu'avec une extrême difficulté, et l'ébullition doit être longtemps prolongée pour produire, non un dépôt d'oxydule de cuivre, mais un simple changement de coloration. Dans les mêmes conditions, le chloroforme agit comme corps réducteur, et la rapidité de l'action, quoiqu'elle ne soit pas comparable à celle du chloral hydraté, est toutefois considérable. Les conclusions à tirer de ces trois faits rapprochés, sont les suivantes :

Dans l'action de la liqueur de Foëhling, sur l'hydrate de chloral, liqueur très-alcaline, le dédoublement de ce composé est rapide; l'acide formique se produisant dans un milieu oxydant, passe à l'état d'acide carbonique et donne lieu à des phénomènes de réduction. Le chloroforme se formant dans un milieu oxydant et alcalin, se trouve également oxydé avec rapidité et transformé en chlorures et carbonates. On voit combien il faut tenir compte, même pour des faits relativement simples, des conditions variées dans lesquelles on opère, et de l'état des corps en présence. Nous aurons occasion plus loin de rappeler ces faits.

Les expériences dont nous allons donner les résultats, ayant été faites comparativement en employant outre l'hydrate de chloral, le chloroforme, le formiate de soude et le trichloracétate de soude, nous croyons devoir, sans nous y arrêter longtemps, faire connaître ces composés. Nous passerons sous silence le chloroforme. Le formiate de soude a été préparé par saturation, au moyen du bi-carbonate de soude, de l'acide formique obtenu selon le procédé de M. le professeur Berthelot, par l'action de la glycérine sur l'acide oxalique. C'est un sel blanc, soluble en grande quantité dans l'eau, d'un goût particulier, peu désagréable.

L'acide trichloracétique a été découvert par M. Dumas, et préparé par l'action du chlore sur l'acide acétique cristallisé, sous l'influence de la lumière solaire. Ce procédé très-long, est insuffisant pour en produire une quantité considérable. Nous l'avons préparé par oxydation du chloral, de la manière suivante : les résidus impurs de la fabrication de ce dernier, sont mis en contact avec un mélange d'acide sulfurique et d'acide azotique fumant. La réaction étant très-vive au début, on opère avec précaution. On laisse en contact jusqu'au lendemain, et on distille ; on sépare tout ce qui passe au-dessous de 125°, et on le réserve pour une autre opération. On recueille à part les produits qui distillent de 125° à 200°. Le corps liquide, ainsi obtenu, est très-impur ; on le soumet à des distillations fractionnées, dans lesquelles on ne recueille finalement que le produit qui passe entre 195° et 200° et qui cristallise souvent spontanément. Toutefois l'acide trichloracétique étant très-déliquescent, on a toujours de la difficulté à l'obtenir et à le conserver à l'état solide. Ce corps est blanc, il cristallise en rhomboëdres, d'une odeur spéciale, faible à froid, et qui rappelle celle de la liqueur que les carabes dégorgent lorsqu'on les saisit. Sa saveur est des plus âcres ; sa causticité est si grande qu'il détermine rapidement la vésication ; même en dissolutiou dans 5 parties d'eau et injecté sous la peau, il produit la désorganisation des tissus environnants. En présence de l'acide sulfurique et à chaud, il est moins stable que le chloral et se décompose en partie, en donnant divers produits qui restent en dissolution dans l'acide et le colorent et en dégageant de l'acide chlorhydique, de l'oxyde de carbone, de l'acide carbonique et plus tard, au-dessus de 200°, de l'acide sulfureux. Sous l'influence des alcalis, l'acide trichloracétique se dédouble en chloroforme et en carbonate alcalin d'après la formule théorique suivante :

$$C^4HCl^3O^4 + KO, HO = C^2HCl^3 + 2\,(KO, CO^2) + 2HO.$$

mais ce dédoublement indiqué par la formule, est beaucoup plus complexe. En premier lieu, l'acide trichloracétique est beaucoup plus stable que l'hydrate de chloral ; placés tous deux dans les mêmes conditions, ils ne fournissent pas dans le même temps des quantités équivalentes de chloroforme. En second lieu, la température à laquelle on fait agir les alcalis, fait varier les résultats ; si on expose à la lumière une solution aqueuse d'acide trichloracétique ou une solution de trichloracétate de soude, avec excès d'alcali, du chloroforme se dégage lentement et on retrouve au bout d'un long temps, environ un mois, dans la liqueur : dans le premier cas, de l'acide acétique, de l'acide formique et de l'acide chlorhydrique, ces deux derniers, en petite quantité ; dans le second, du carbonate alcalin, du formiate, du chlorure et de l'acétate, ce dernier en proportion relativement faible. Fait-on intervenir la température de 100° et l'influence d'un alcali ; on ne peut plus retrouver que du chloroforme, du carbonate, du chlorure et du formiate. La formation de ces deux derniers sels est secondaire, elle résulte de la décomposition du chloroforme.

Nous nous sommes servis, dans nos expériences, des trichloracétates de magnésie et de soude, de ce dernier surtout. Ils ont été préparés en saturant une dissolution aqueuse d'acide trichloracétique par du carbonate de magnésie ou du bi-carbonate de soude. La solution de ces deux sels, abandonnée sous une cloche, au-dessus d'un vase contenant de l'acide sulfurique concentré, finit par cristalliser. Le trichloracétate de magnésie se prend en cristaux blancs, opaques, mal définis ; le trichloracétatate de soude a été obtenu sous forme de lamelles blanches, micacées, très-déliquescentes.

Telles sont les différentes substances qui ont servi à nos expériences comparatives. En présence des faits chimiques, quelquefois mal définis, exposés dans différents traités, il nous a paru indispensable de rappeler ceux que nous avons étudiés.

Cette histoire chimique aurait pu être faite d'une manière plus complète ; nous n'avons pas oublié que le but principal de ce travail était d'établir l'action physiologique de l'hydrate de chloral, nous réservant de présenter de nouvelles considérations un peu plus loin. Nous passons à l'exposé des résultats de nos expériences.

DEUXIÈME PARTIE

Nos expériences ont été exécutées comparativement avec l'hydrate de chloral, le trichloracétate de soude ou de magnésie, le chloroforme et le formiate de soude sur les animaux suivants : grenouilles, rats blancs, cochons d'Inde domestiques ou Cobaye, chiens; quelques-unes sur l'homme. Quelques-unes d'entre elles nous ont en quelque sorte servi d'essais préliminaires et pour ne pas étendre indéfiniment les descriptions nous ne les rapporterons pas.

PREMIÈRE SÉRIE.

Observation 1. — Une grenouille vigoureuse est placée dans un bocal à large ouverture d'environ deux litres de capacité, et contenant un litre d'eau. Le nombre des respirations comptées successivement pendant 5 minutes est en moyenne de 87 par minute.

11 h. 6'; nous lui faisons au dos une injection sous-cutanée de 0^{gr} 02 d'hydrate de chloral dissous dans 1 centim. cube d'eau distillée; l'animal est replacé dans le bocal. Pendant 1 minute, l'agitation de l'animal ne nous permet pas de compter le nombre des respirations qui paraissent plus rapides.

11 h. 8'; 44 inspirations à la demi minute, saisi par la patte de devant, il s'agite violemment.

11 h. 10'; nouvelle agitation spontanée; placé sur le dos et piqué avec une épingle, il remue ses membres.

11 h. 40'; même état, la sensibilité n'a pas complétement disparu.

11 h. 50'; 28 respirations, l'animal ouvre la bouche, sorti de

l'eau et placé sur le dos, il reste immobile. Si l'on éloigne les membres postérieurs du corps, il ne les ramène plus. Suspendu par la pate et pincé, il se soulève légèrement.

12 h.; même état, mêmes expériences, même résultat.

12 h. 15'; même état.

12 h. 28'; mis sur le dos, hors de l'eau, il retire à lui la jambe que l'on écarte; remis dans l'eau, il reste étendu jusqu'à 12 h. 37'; à ce moment, il remue spontanément, et retombe dans le même état.

12 h. 50'; saisi par la patte, il s'agite plus vigoureusement, 33 inspirations.

1 h. 15'; nous changeons l'eau du bocal; il s'agite spontanément et tend à reprendre dans l'eau sa position normale, sorti de l'eau, il saute.

1 h. 25'; l'animal paraît avoir repris sa vivacité et n'est plus observé.

L'anesthésie n'a jamais été complète, l'activité de la respiration a été diminuée dans le rapport de 87 à 56. L'action du médicament s'est montrée d'une manière évidente 6 minutes après son administration. Il a atteint son maximum d'action, après 45 minutes et l'état de sommeil et de résolution musculaire a persisté pendant une heure; 45 minutes après, toute trace d'action avait disparu.

Les observations suivantes ont été prises de la même manière, nous en abrégerons la description.

Observation 2. — Grenouille très-vive, placée dans les mêmes conditions que la précédente; 88 respirations à la minute.

3 h.; reçoit au dos une injection sous-cutanée de 0^{rs} 04 d'hydrate de chloral dissous dans 1 centim. cube d'eau distillée.

3 h. 5'; le nombre des respirations est de 42 à la demi-minute, l'animal ne fuit plus la main qui veut le saisir.

3 h. 8'; suspendu par la patte, il s'agite faiblement, ouvre la bouche à plusieurs reprises.

3 h. 12'; 32 inspirations à la demi-minute, il se retourne

dans l'eau mis sur le dos, il cherche à se relever sans pouvoir y parvenir.

3 h. 18'; il est entièrement renversé dans l'eau, dans la position d'un animal mort ; 28 inspirations à la demi-minute; saisi par la patte postérieure et pincé, il s'agite légèrement.

Il reste dans cet état jusqu'à 9 h. 1/2 du soir, mais toujours les piqûres ou le pincement des pattes donnent lieu à quelques mouvements. A cette heure, l'eau est changée, l'animal fait un premier mouvement spontané; laissé jusqu'au lendemain, on le retrouve parfaitement revenu à lui-même. Le sommeil a duré environ 6 h. 15' sans mouvement spontané et beaucoup plus longtemps, si on ne tient pas compte de ce premier indice du retour à la vie.

Observation 3. — Une grenouille très-agile dont le nombre des respirations est de 86 à la minute, reçoit en injection sous-cutanée 0^{gr} 06 de chloral hydraté dissous dans 1 centimètre d'eau distillée.

Il est 12 h. 25';

12 h. 28'; 40 respirations à la demi-minute.

12 h. 30'; l'animal suspendu par la patte antérieure agite faiblement les membres postérieurs.

12 h. 33'; 26 respirations; sorti de l'eau, et placé sur le dos, il n'essaie pas de se soulever, on le remet dans l'eau.

12 h, 39'; étendu sur le dos, pincé fortement, il manifeste à peine quelques mouvements.

12 h. 45'; saisi par la patte postérieure et suspendu, il reste immobile.

12 h. 50'; 22 inspirations à la demi minute, nous traversons la patte avec une épingle, pas de mouvements.

Même état jusqu'à 1 h. 30', l'anesthésie est toujours complète. L'animal est sorti de l'eau et placé sur le dos. Les pulsations du cœur sont au nombre de 24 à la minute, 32 respirations à la minute.

2 h.; 12 inspirations à la minute, très-irrégulières; le cœur bat si peu fort qu'il est difficile de voir la peau se soulever.

2 h. 30'; l'animal paraît mort, mais nous mettons le cœur à nu, quelques pulsations sont alors visibles. Le cœur s'arrête pendant 1 minute environ; nous le piquons, il se produit trois contractions; à quatre reprises, le même effet est obtenu, après

quoi, toute manifestation de la vie a disparu. Les oreillettes sont remplies de sang, le ventricule est divisé, il est vide.

Dans deux expériences, la mort succédant à l'anesthésie complète a été produite avec 0^{gr} 04 d'hydrate de chloral ; la dose de 0^{gr} 06 a toujours été mortelle ; les doses de 0^{gr} 03 et au-dessous, n'ont jamais amené la mort, ni l'anesthésie complète.

Observation 4. — 2 h. 30'; Une grenouille très-vive, présentant 88 respirations, reçoit au dos une injection sous-cutanée 0^{gr} 03 de trichloracétate de soude dissous dans 1 centim. cube d'eau distillée; elle est d'ailleurs dans les mêmes conditions que les précédentes.

2 h. 35'; pas d'action appréciable, lorsqu'on veut saisir l'animal, il s'agite.

2 h, 40'; l'animal se meut spontanément, saisi par une des pattes antérieures, il se débat.

2 h. 45' ; sorti de l'eau et mis sur le dos, il se retourne, mais sans vivacité et ne cherche pas à fuir. On le remet dans l'eau; 40 inspirations à la demi-minute.

2 h. 50'; ne se tient plus dans sa position normale; les pattes postérieures sont plus pendantes; saisi par un membre, il s'agite.

3 h.; l'animal est presque renversé sur le dos, 34 respirations, le moindre pincement suffit pour provoquer des mouvements.

Il reste dans le même état jusqu'à 4 h. 30'; en dehors de l'eau, il reste sur le dos, piqué ou pincé, il s'agite toujours.

4 h. 35'; mouvement spontané des deux pattes antérieures ; 36 respirations à la demi-minute, même état jusqu'à 5 h. 25'. A ce moment, nouveau mouvement spontané des pattes antérieures et faiblement des pattes postérieures.

5 h. 35'; mis sur le dos, fait un léger effort pour se soulever; jusqu'à 6 h.; même état, 89 inspirations à la demi-minute.

7 h.; changé d'eau, il s'agite un peu spontanément.

8 h.; fait effort pour se maintenir normalement dans l'eau.

9 h.; 42 inspirations à la demi-minute, saisi par la patte, il s'agite assez vigoureusement; le lendemain, à 7 h., il a repris toute son agilité.

Cette observation montre que la dose de 0gr, 03 de trichloracétate de soude, amène le sommeil et la résolution musculaire, beaucoup moins rapidement et moins complétement que la dose de 0gr, 02 d'hydrate de chloral ; la sensibilité est beaucoup moins affectée. Par contre, la durée de l'action est beaucoup plus longue. Nous retrouverons les mêmes faits pour les autres animaux.

Observation 5. — La même grenouille reçoit au dos, en injection sous-cutanée, 0gr 06 de trichloracétate de soude dissous dans 1 cent. cube d'eau distillée. Les résultats de l'observation sont les suivants : diminution notable du nombre des respirations; après 1 h., 25 respirations à la demi-minute; la résolution musculaire est complète après 32 minutes, l'anesthésie n'a pas été complète. La grenouille est restée de 7 h. 30′ du matin à 9 h. du soir en expérience; à cette heure, la vivacité était loin d'être revenue et les mouvements paraissent des plus pénibles. Le lendemain matin, la grenouille paraissait encore se sentir de l'action du médicament, mais la sensibilité était intacte.

Observation 6. — Une grenouille reçoit au dos, 0gr 1 de trichloracétate de soude, dissous dans 1 cent. cube d'eau distillée; 89 inspirations à la minute. La période d'action se manifeste 13′ après l'injection par la tendance qu'a l'animal à se renverser dans l'eau, et l'extrême difficulté qu'il a à se relever, lorsqu'on le place sur le dos. Après 25 minutes, la résolution musculaire est complète, de légers mouvements sont provoqués par le pincement; après 1 h. 45′, toute trace de sensibilité a disparu, l'anesthésie est complète; 23 inspirations à la demi-minute; l'animal reste en cet état durant 7 heures; à ce moment, les mouvements des muscles pour la déglutition de l'air ne sont plus apparents. Les mouvements du cœur sont encore perceptibles, par le soulèvement de la peau, lorsque l'animal est placé sur le dos. Huit heures après le commencement de l'expérience, le cœur est mis à nu ; 15 battements à la minute. Les battements persistent encore pendant une heure environ et s'arrêtent. En piquant les ventricules, on ramène les contractions à plusieurs reprises. L'animal est complétement mort 9 h. et demie après qu'il a reçu l'injection.

Si nous rapprochons cette observation de l'observation n° 3 dans laquelle la mort est également survenue, nous remarquerons que l'hydrate de chloral a agi avec une plus grande rapidité et que l'anesthésie a été produite au bout d'un temps plus court. L'état du cœur arrêté était dans cette observation le même que dans l'observation n° 3.

Observation 7. — Une grenouille est placée dans un bocal de 2 litres de capacité renfermant un litre d'eau, dans laquelle nous versons 5 cent. cubes de chloroforme.

5 h. 15'; 88 respirations à la minute, l'animal s'agite violemment et il est nécessaire de le maintenir dans le bocal; il ouvre fréquemment la bouche, s'enfonce dans l'eau, rejetant de l'air. Cet état d'excitation persiste jusqu'à 5 h. 28'; l'animal remonte à la surface et reste en repos; 49 respirations à la demi-minute; lorsqu'on veut le saisir, il se débat.

5 h. 42'; 41 respirations à la demi-minute; il ne fuit plus devant la main; il tend à se renverser dans l'eau; suspendu par la patte, il s'agite.

5 h. 47'; il est renversé dans l'eau; pincé, il manifeste à peine un léger mouvement; hors de l'eau, placé sur le dos, il ne bouge pas; si on écarte du corps les membres postérieurs, il ne les ramène pas. Remis à l'eau, il reste renversé.

5 h. 53'; 33 respirations à la demi-minute, il ne manifeste aucun mouvement; on le laisse ainsi 15 minutes. L'anesthésie est complète, l'eau est changée.

6 h. 12'; mouvement spontané des pattes postérieures, les mouvements de déglutition de l'air deviennent plus marqués.

6 h. 18'; mis sur le dos, hors de l'eau, il se relève seul, mais ne fuit pas.

6 h. 27'; s'agite dans l'eau.

Observation. 8. — La même grenouille fut, le lendemain, placée dans les mêmes conditions, mais l'eau ne fut pas changée; la grenouille resta vivante à partir du moment où l'anesthésie fut complète, pendant 2 h. et demie. Après ce temps, le mouvement respiratoire n'était plus apparent. Le cœur, mis à nu, battait lentement et faiblement comme dans l'observation n° 5, et s'arrêta de la même manière.

Ces deux observations montrent :

1° Qu'il y a une période d'agitation, due probablement à l'introduction directe du chloroforme dans les poumons ;

2° Que l'anesthésie, mais non le sommeil, surviennent plus rapidement que par l'hydrate de chloral ;

3° Que l'anesthésie disparaît rapidement, dès qu'on soustrait l'animal à l'action du médicament ;

4° Que la mort survient plus rapidement qu'avec l'hydrate de chloral et le trichloracétate de soude.

Observation. 9. — Une grenouille reçoit au dos une injection sous-cutanée de 0gr 1 de formiate de soude. Il est 2 h. 30'. Après une heure, aucun phénomène apparent. Une seconde dose semblable est administrée ; après 15', le seul phénomène sensible, mais bien marqué, est la diminution de vivacité. Une troisième dose est administrée.

4 h. ; l'animal placé dans l'eau, laisse pendre ses pattes, la respiration est la même qu'au début. 44 inspirations à la demiminute. Mis hors de l'eau et placé sur le dos, il se relève.

4 h. 30' ; renversé dans l'eau, saisi par les pattes, il s'agite vigoureusement.

5 h. ; même état.

5 h. 30' ; 42 inspirations ; quelques mouvements spontanés.

6 h. 30' ; l'agilité première est revenue.

Le formiate de soude n'agit qu'à une dose relativement élevée ; il a peu d'action sur le sensibilité, mais toutefois il agit suffisamment pour amener l'immobilité et la résolution musculaire. Nous verrons que sur les autres animaux, nous n'avons pu produire une action aussi marquée.

DEUXIÈME SÉRIE

Observation 1. — Un rat blanc est soumis, sous une cloche, à l'influence du chloroforme. 5 centimètres cubes de chloroforme sont versés sur un fragment d'éponge ; afin que l'animal ne puisse le lécher, une petite cage en fer est placée dessus. La cloche a environ 8 décimètres cubes de capacité.

10 h.; l'expérience commence.

10 h. 2'; le rat secoue la tête et chancelle.

10 h. 3'; défécation.

10 h. 4'; l'animal tombe sur le côté et se relève.

10 h. 5'; la respiration est très-fréquente.

10 h. 6'; l'animal tombe sur le côté gauche et ne peut se relever; la sensibilité est encore marquée; 38 respirations à la demi-minute.

10 h. 7'; mouvement convulsif du train postérieur, agitation, l'animal se relève, fait quelques pas et retombe sur le côté gauche.

10 h. 8'; respiration très-pénible, saccadée, la sensibilité persiste encore, mouvements convulsifs de la queue.

10 h. 12'; résolution musculaire complète, si on traverse le pavillon de l'oreille avec une épingle, pas de mouvements.

10 h. 15'; la respiration devient plus pénible et se ralentit.

10 h. 18'; l'anesthésie est complète; les battements du cœur sont très-rapides, la respiration est de plus en plus faible et plus lente. Nous retirons l'animal de dessous la cloche.

10 h. 20'; la respiration s'arrête, nous pratiquons la respiration artificielle.

10 h. 22'; la respiration reprend son cours, mais les inspirations sont pénibles et saccadées. Anesthésie toujours complète.

10 h. 25'; la respiration devient meilleure; la sensibilité revient; l'animal fait un léger effort pour se relever.

10 h. 30'; l'animal marche, il est remis dans sa cage, où il se met à manger avec voracité.

Observation 2. — Un cochon d'Inde reçoit au dos une injection sous-cutanée de 1/2 centimètre cube de chloroforme dissous dans 1/2 centimètre cube d'alcool à 85°. Au moment où la seringue à injection est retirée, on étend sur la piqûre du collodion pour empêcher le liquide de sortir. Il est 10 h. 5'; la température anale est de 40° 2; environ 60 respirations à la demi-minute.

10 h. 10'; l'animal se promène avec rapidité et en grognant, il se lèche, lève la tête et agite ses moustaches.

10 h. 15'; même état.

10 h. 30′; l'animal reste immobile sur ses pattes, la sensibilité est intacte; on l'excite à marcher, mais le mouvement est pénible surtout pour les jambes postérieures.

10 h. 43′; l'animal tombe sur le côté, il se relève presque aussitôt, mais avec difficulté; il crie lorsqu'on le pince fortement, la température anale est de 38° 5′; 34 respirations à la demi-minute.

10 h. 58′; l'animal retombe sur le côté et reste couché environ trois minutes; la résolution musculaire n'est pas complète; il reste dans un coin, sur ses pattes, laissant parfois tomber sa tête; il crie lorsqu'on le pique ou qu'on le pince, mais il ne fuit pas. Jusqu'à midi, même état.

12 h.′; 40 respirations à la demi-minute; température anale 39° 2; il marche, mais péniblement.

12 h. 30′; l'animal est revenu à l'état normal.

Mais nous avons rapproché ces deux observations pour montrer combien l'action d'une même substance pouvait varier avec la voie suivie pour pénétrer dans l'organisme. La dose d'un demi-centimètre cube de chloroforme, c'est-à-dire environ 0^{gr}, 75 aurait dû paraître plus que suffisante pour amener l'anesthésie complète.

Dans une expérience du même genre, 1 centimètre cube de chloroforme, mélangé avec 1 centimètre cube d'alcool, a été injecté, les mêmes phénomènes ont été produits. L'animal est resté près de huit heures sous l'influence du médicament; la résolution musculaire n'a jamais été complète; la sensibilité très-émoussée a toujours été marquée, l'abaissement de température a été de 3° 8, la température normale étant de 40° 2.

Observation 3. — Un cochon d'Inde reçoit au dos une injection sous-cutanée de 0^{gr} 75 de trichloracétate de soude, dissous dans 1 centimètre cube et demi d'eau distillée. Nous recouvrons de collodion toute la partie de la peau avoisinant la piqûre. Il est 4 h. 43'; température anale 40° 2; 69 respirations à la demi-minute.

4 h. 45'; l'animal marche sans agitation.

4 h. 49'; il se retire dans un coin d'où on a de la peine à le faire sortir.

4 h. 55'; il chancelle du train postérieur; la sensibilité paraît intacte; température 39°; 63 inspirations à la demi-minute.

5 h.; placé sur le dos, il a grand'peine à se relever; il faut pincer très-vigoureusement les membres postérieurs pour le faire crier.

Jusqu'à 7 h. 35', l'état est le même et peut être ainsi décrit : L'animal se tient sur ses pattes; il ne peut marcher sans tomber; la température anale est de 37° 3; la sensibilité est simplement émoussée.

7 h. 35'; l'animal essaie de manger, il urine abondamment; la difficulté de locomotion est toujours persistante; les membres postérieurs sont surtout affectés.

9 h. 30'; l'animal est loin d'être rentré à l'état normal, la sensibilité seule paraît intacte.

Le lendemain matin à 6 heures, le cochon d'Inde avait repris toute son agilité.

Dans cette observation, l'action du trichloracétate de soude est en quelque sorte semblable à celle du chloroforme injecté sous la peau. Il suffit, pour s'en convaincre de rapprocher cette expérience de la précédente.

Observation 4. — Un cochon d'Inde reçoit en injection sous-cutanée au dos 1[gr] 25 de trichloracétate de soude dissous dans 2 centimètres cubes d'eau; l'endroit piqué est enduit de collodion. La température anale est de 40° 2; 67 respirations à la demi-minute; l'expérience est commencée à 4 h. 35'.

4 h. 45'; légère agitation; l'animal lève la tête et cherche un endroit retiré; il chancelle du train postérieur, la sensibilité paraît intacte.

5 h.; l'animal ne peut plus se mouvoir; mis sur le dos, il a grand'peine à se relever; piqué ou pincé il crie fortement.

5 h. 15'; température anale 38°; 62 respirations à la demi-

minute; piqué aux membres postérieurs, il crie très-faiblement.

L'animal reste dans le même état jusqu'à 8 heures, la température baisse jusqu'à 36°4; et la sensibilité s'émousse de plus en plus.

8 h.; mis sur le dos, l'animal ne se relève plus; la résolution musculaire est presque complète; température anale, 36°; 64 respirations à la demi-minute. La sensibilité est de plus en plus obtuse, il faut pincer très-fortement les oreilles pour le faire crier.

8 h. 5'; après être resté couché 5' sur le côté, il se relève et reste dans le même état jusqu'à 9 heures et demi.

9 h. 30'; température anale, 34°; la sensibilité est de plus en plus obtuse.

10 h.; il retombe sur le côté, l'anesthésie est complète.

10 h. 30'; même état, l'animal n'est plus observé.

A 6 heures du matin, il est retrouvé inanimé; la mort ne paraît pas remonter à plus de deux heures; il est d'ailleurs dans la même position que la veille, et il est certain que depuis 10 h. 30' il n'a fait aucun mouvement.

L'autopsie est pratiquée; les poumons sont atélectasiés; la coloration rosée n'est pas uniforme, quelques plaques plus foncées à la surface. Le cœur présente ses oreillettes remplies de sang; le ventricule droit renferme quelques caillots, le ventricule gauche est complétement vide. Le système artériel est vide de sang; la coloration du sang qui remplit le système veineux n'est pas très-foncée. Les autres organes ne nous présentent rien d'anormal. Le cerveau ne nous a offert aucune trace de congestion à sa surface, les vaisseaux sont gorgés de sang rouge. La vessie est pleine d'urine; nous en retrouvons 8 centimètres cubes; cette urine est transparente, l'aspect lactescent étant l'état normal. Ces urines n'offrent pas d'odeur anormale, elles ne réduisent pas la liqueur de Foëhling. A l'endroit où l'injection a été pratiquée sous la peau, existe, dans le tissu cellulaire, une poche bien circonscrite, renfermant un peu du liquide non absorbé; les parois en sont formées par une substance de consistance semi-liquide, plastique, de couleur jaunâtre.

Observation. 5. — Un cochon d'Inde reçoit au dos une injection sous-cutanée de 0^{gr} 40 d'hydrate de chloral; température, 40° 2; 66 inspirations à la demi-minute. Il est 4 h. 5.

4 h. 13'; l'animal qui marchait sans agitation, tombe sur le côté; il fait quelques efforts pour se relever, mais il ne peut y parvenir. La température anale est de 38° 2; lorsqu'on le pince, il crie fortement.

4 h. 20'; la résolution musculaire est complète; pincé, il crie faiblement et la respiration devient irrégulière.

4 h. 30'; le sommeil est des plus paisibles; 32 respirations à la demi-minute; température anale, 34° 6.

5 h. 5'; 24 respirations; température anale, 34°; résolution musculaire complète; l'animal crie légèrement lorsqu'on le pique ou qu'on le pince.

5 h. 15'; quelques frémissements dans les pattes.

5 h. 25'; défécation, l'animal crie plus fortement que tout à l'heure lorsqu'on le pique.

5 h. 40'; il secoue légèrement la tête, la résolution musculaire n'est plus complète.

6 h. 10'; il soulève la tête et remue une patte postérieure.

6 h. 45'; il parvient à se mettre sur ses pattes, mais il ne peut se mouvoir; température anale, 37°; 35 respirations à la demi-minute.

7 h. 30' il cherche inutilement à manger; il semblerait qu'il n'a pas la force de mouvoir ses mâchoires.

8 h. 15' ; il marche un peu.

9 h. 30' ; l'animal est revenu à l'état normal.

Un sommeil calme, survenu huit minutes après l'administration de l'hydrate de chloral, avec résolution musculaire, abaissement de la température, diminution du nombre des mouvements respiratoires, diminution de la sensibilité, tels sont les phénomènes observés.

Observation 6. — Un cochon d'Inde reçoit au dos une injection sous-cutanée de 0^{gr} 75 cent. d'hydrate de chloral dissous dans 2 cent. cubes d'eau distillée, avec précaution de recouvrir de collodion la partie de la peau traversée. La température est de 40° 2 ; 68 inspirations à la demi-minute. Il est 5 h. 5'.

5 h. 10'; l'animal très-vif, paraît chercher un lieu retiré; il chancelle du train postérieur, urine abondante et lactescente.

5 h. 13'; il tombe sur le côté ; la sensibilité paraît intacte, à

en juger par les cris et les mouvemente du thorax, provoqués en piquant ou en pinçant l'animal; température anale, 38° 2.

5 h. 20'; la résolution musculaire est complète, l'animal crie légèrement lorsqu'on le pince; 38 inspirations à la demi-minute.

5 h. 25'; température anale, 35° 4; ne crie plus que bien faiblement lorsqu'on le pique.

6 h. 20'; température anale, 38° 8. Quelques frémissements des pattes; le pincement des oreilles le fait crier légèrement.

6 h. 45'; l'animal urine abondamment; urines transparentes, les battements du cœur sont très-fréquents.

L'animal reste dans cet état jusqu'à 9 h. 15'; heure à laquelle il fait un léger effort pour se relever et paraît reconnaître qu'il a été placé à côté d'autres animaux; température anale de 36° 5.

9 h. 30'; l'animal fait de nouveaux efforts pour se relever, il est évident que le sommeil chloralique disparaît. Le lendcmain matin à 6 heures, l'animal avait repris toute son activité.

Le sommeil profond a duré 4 heures et demie; la résolution musculaire a été complète; la température très-abaissée, mais la sensibilité, quoique très-émoussée, n'a pas tout à fait disparu.

Observation. 7. — Un cochon d'Inde reçoit au dos une injection sous-cutanée de 1 gr 10 d'hydrate de chloral dissous dans 2 cent. cubes d'eau distillée. La succession des phénomènes est la même que dans le cas précédent. 7' après l'injection, l'animal tombait sur le côté; un quart d'heure après, la résolution musculaire était complète; 1 h. 50' après, l'anesthésie était complète; le pincement des pattes, la piqûre ne produisaient ni cri, ni mouvement; la température anale était descendue à 32° 3; le nombre des inspirations à 48 par minute. Cinq heures après, l'animal était mort, ou du moins, les mouvements respiratoires et les battements du cœur s'arrêtaient. La respiration artificielle pratiquée, amena, après 20 minutes, quelques inspirations spontanées, après quoi, l'animal était bien mort.

L'autopsie montra les organes dans le même état que celui qui a été signalé pour l'animal mort par le trichloracétate de soude; les seules différences bien marquées étaient les suivantes: la coloration du sang, plus foncée, mais uniforme pour le sang veineux et le sang artériel; l'urine limpide qui remplissait la vessie, réduisit légèrement la liqueur de Froëhling.

Observation 8. — Un cochon d'Inde reçoit au dos une injection sous-cutanée de 2gr de formiate de soude, dissous dans 2 centim. cubes d'eau distillée. Le seul phénomène apparent a été le peu de tendance qu'avait l'animal au mouvement. La température et la respiration étaient restées intactes; la sensibilité intacte et parfaite. Après une demi-heure, une seconde injection semblable est pratiquée. Le résultat n'a pas varié; la torpeur a augmenté un peu. L'animal a uriné abondamment et les urines étaient limpides.

TROISIÈME SÉRIE

Observation 1. — Un chien de forte taille est soumis, de la manière suivante, à des inhalations de chloroforme : un manchon de caoutchouc terminé par un cornet de même substance, s'applique sur la tête et une partie du cou. Le cornet présente deux orifices garnis chacun d'une soupape; l'une fonctionnant de dedans en dehors, l'autre de dehors en dedans. L'une, servant à l'inspiration, l'autre, à l'expiration. Un tube en caoutchouc est adapté à l'orifice d'inspiration; ce tube, par l'autre extrémité, s'adapte à l'une des deux tubulures d'un flacon d'environ 1 litre de capacité, et c'est dans l'intérieur du flacon que nous disposons un tampon de ouate sur laquelle sont versés 5 cent. cubes de chloroforme. L'expérience commence à 10 h. 16'.

10 h. 18'; cris plaintifs et aboiements;

10 h. 22'; agitation; une nouvelle dose de 5 centim. cubes est versée dans le flacon;

10 h. 23'; nouveaux aboiements, agitation, les inspirations sont profondes.

10 h. 25'; défécation.

10 h. 26'; la sensibilité est devenue très-obtuse, mais l'anesthésie n'est pas complète;

10 h. 28'; les cris plaintifs ont cessé; la résolution musculaire paraît complète; piqué fortement, l'animal témoigne par un léger cri qu'il sent encore, mais très-légèrement.

10 30'; l'animal est débarrassé de son appareil, il cherche à marcher; mais les pattes antérieures paraissent seules obéir à sa volonté; le train postérieur est comme paralysé, il urine.

10 h. 34'; le chien réussit à se lever, il marche en chancelant

un peu, il est dans l'attitude d'un chien qui suit une piste; il reste environ 10 minutes à continuer sa chasse dans une cour sablée, se mettant en arrêt à plusieurs reprises; puis subitement, il s'élance vers sa niche, il boit abondamment, et se met à jouer avec un autre chien.

Observation 2. — Le surlendemain, le même chien reçoit par voie stomacale, et au moyen d'une sonde œsophagienne, 3gr d'hydrate de chloral dissous dans 50 centim. cubes d'eau bien sucrée. Il est 10 heures.

L'animal est mis en liberté dans une pièce du laboratoire, il cherche à gagner sa niche qui est au dehors.

10 h. 4'; il chancelle du train postérieur et cherche un endroit pour se coucher.

10 h. 7'; il se couche; appelé, il se relève pour retomber.

10 h. 10'; la résolution musculaire n'est pas complète, la sensibilité n'est qu'émoussée; lorsqu'on le pique, il fait un mouvement; température anale, 38° 2.

10 h. 15'; un grand bruit près de ses oreilles lui fait ouvrir les paupières et soulever légèrement la tête; la résolution musculaire n'est pas complète.

10 h. 22'; l'animal suspendu par les pattes postérieures ne fait pas de mouvements, mais il fait entendre des cris plaintifs, le sommeil continue ainsi jusqu'à 12 h. 50'; la température anale est descendue à 37d 1; les inspirations à 62 par minute, les battements du cœur à 145 par minute. L'anesthésie n'a jamais été complète; le sommeil est accompagné de grognements et de cris particuliers.

12 h. 50'; l'animal secoue spontanément la tête; appelé, il dirige son regard vers la personne, mais il ne fait pas effort pour se lever.

1 h. 7'; l'animal fait effort pour se lever, son train postérieur paraît paralysé.

1 h. 12'; le chien est sur ses pattes, il urine abondamment; puis, tout en chancelant, il se met à chasser, il reste en chasse environ 5 minutes, et regagne sa niche où il se couche; une demi-heure après, il se levait pour boire, toute trace d'action avait disparue.

Observation 3. — Le lendemain, le même chien reçoit de la même façon 5 gr. d'hydrate de chloral, dissous dans 100 gr. d'eau sucrée. Il est 8 h. 35'.

8 h. 43'; le chien chancelle et cherche un lieu propice pour se coucher.

8 h. 50'; le sommeil est profond et la résolution musculaire des plus complètes. L'animal est mis dans un linge et enveloppé comme un corps inerte; toutefois si on le pique, soit aux oreilles, soit dans toute autre partie du corps, l'animal manifeste la douleur par quelques légers cris ou parce que la respiration est entrecoupée; température anale, 36° 4; battements du cœur, 142; 52 inspirations.

L'animal reste dans cet état jusqu'à 12 h. 40'; à ce moment, il secoue la tête; appelé, il repond par un mouvement.

1 h. 45'; il fait effort pour se lever.

1 h. 55'; il est sur ses pattes et urine abondamment.

2 h. 10'; il rentre dans sa niche; il boit et se met à jouer avec un autre chien.

Observation 4. — Le même chien reçoit à 7 heures du matin, 4 gr. de chloral hydraté; le sommeil commencé à 7 h. 15' dure jusqu'à 11 heures et demie. A ce moment, une nouvelle dose de 2 grammes est administrée, avant que l'animal ait pu se lever. Le sommeil continue jusqu'à 2 heures. Nouvelle dose de 2 gr., le sommeil persiste jusqu'à 5 heures. Nouvelle dose de 2 gr., le sommeil persiste jusqu'à 9 heures du soir. Le chien se lève, il urine très-abondamment; une partie des urines est recueillie et sera examinée plus loin. L'animal, en chancelant, regagne sa niche, il boit, mange un peu et se recouche; le lendemain matin il était dans son état normal.

Observation 5. — Un autre chien reçoit par voie stomacale, au moyen d'une sonde œsophagienne, 7 grammes d'hydrate de chloral, dissous dans 100 grammes d'eau sucrée. Après 8 minutes, l'animal était sous l'influence du sommeil chloralique; légère vomiturition. La résolution musculaire était complète après 15 minutes. 44 minutes après le commencement de l'expérience, toute trace de sensibilité avait disparu; l'anesthésie était complète; pendant son sommeil, il bave abondamment; de temps en temps, légère défécation; température anale, 36° 2.

La respiration très-irrégulière présente des accélérations durant lesquelles nous comptons 72 inspirations par minute, et des ralentissements durant lesquels le nombre des inspirations descend à 45; les battements du cœur sont toujours très-rapides, environ 140 par minute. Le chien reste dans cet état pendant 3 heures; la respiration devient de plus en plus lente, les battements du cœur de moins en moins sensibles. 3 heures un quart environ après l'administration du chloral, tout mouvement a cessé. Nous pratiquons la respiration artificielle, sans parvenir à amener la respiration à reprendre son cours. Nous pratiquons la trachéotomie, et, au moyen d'une sonde, nous insuflons fortement les poumons; nous sommes surpris par une bouffée d'air, ayant une odeur de chloroforme tellement marquée que nous faisons constater le fait par une autre personne présente à l'expérience. L'insuflation amena quelques battements du cœur; elle fut pratiquée pendant un quart d'heure, mais sans résultats.

L'autopsie fut faite sur-le-champ; le cœur piqué ne manifesta aucun mouvement. Les oreillettes sont remplies d'un sang rouge foncé particulier; nous ne percevons aucune odeur de chloroforme; le ventricule droit est également gorgé de sang; les caillots sont mous, le ventricule gauche renferme très-peu de sang, de même couleur que celui qui se trouve dans le cœur droit. Les poumons sont contractés, piquetés de rose à la surface. Les autres organes nous paraissent à l'état normal; pas de congestion dans la substance du cerveau; les vaisseaux de la surface seuls sont remplis de sang. La vessie est pleine d'urine, nous en retirons 140 centimètres cubes; cette urine réduit la liqueur de Foëhling, mais cette réduction est loin d'être comparable à celle qui est produite, si on l'additionne d'une trace d'hydrate de chloral. L'estomac renferme encore une certaine quantité de liquide filant et visqueux qui dégage du chloroforme lorsqu'on le chauffe, après avoir ajouté un peu de solution de potasse; au niveau de la grande courbure, la muqueuse est légèrement phlogosée.

Deux autres chiens ont subi le même sort par 7 grammes de chloral; quelquefois un vomissement considérable se produisait au début du sommeil, nous redonnions une nouvelle dose de 3 à 4 grammes. Nous sommes persuadés que la dose de 7 à 8 grammes pour un chien de forte taille est toujours mortelle. L'anesthésie a toujours été complète durant deux heures avant la mort. Nous verrons plus loin des expériences faites sur des cochons d'Inde et qui permettent de supposer qu'on pourrait éviter une pareille terminaison.

Observation 6. — Un chien reçoit par voie stomacale 4 grammes de trichloracétate de soude, dissous dans 100 grammes d'eau sucrée. Il est 8 h. 30 ; l'animal est mis en liberté, il boit, fait quelques efforts pour vomir, sans y arriver.

8 h. 40′ ; il chancelle du train postérieur et paraît chercher un endroit pour se coucher ; appelé, il vient à nous, sans se faire prier.

8 h. 44′ ; l'animal se couche, le museau placé sur ses deux pattes ; la sensibilité est tout à fait intacte, le moindre bruit ou le moindre appel lui fait lever la tête.

8 h. 52′ ; l'animal se renverse sur le côté; appelé, il ne peut parvenir à se relever, son train postérieur est paralysé. Il reste dans cet état d'assoupissement jusqu'à 9 h. 45′ ; la température anale est de 38°2 ; la sensibilité à peine émoussée, la résolution musculaire bien incomplète, pour les membres antérieurs.

9 h. 45′ ; le chien cherche spontanément à se lever, il n'y peut parvenir; on lui présente à boire, il boit sans avidité. Cet état persiste jusqu'à près de 11 heures; il réussit alors à se lever, et chancelant, il regagne sa niche où il se couche; durant toute la journée, il n'a pas repris sa gaîté habituelle.

Observation 7. — Le même chien reçoit 8 grammes de trichloracétate de soude; le chien est resté pendant 9 heures couché, la résolution musculaire incomplète; la sensibilité émoussée, mais loin d'avoir disparu. Le sommeil a été beaucoup plus profond que dans le cas précédent; après 9 heures l'animal a pu boire, mais non se relever, malgré ses efforts; transporté dans sa niche, la vue d'un autre chien ne l'a pas fait sortir de sa torpeur. Le lendemain, il avait repris tous ses mouvements, mais il est resté couché plus que d'habitude.

Observation 8. — Le même chien a reçu sans résultat 10 grammes de formiate de soude; après une demi-heure d'attente, n'apercevant aucune action, nous avons administré à nouveau 6 grammes du même sel. Après 6 minutes, il s'est couché dans un coin et est resté là pendant environ 20 minutes; le moindre appel lui faisait d'ailleurs lever la tête ; pas de trace de résolution musculaire.

Un autre chien, auquel nous avions, à plusieurs reprises, administré 10 grammes de formiate de soude ou de magnésie, avait invariablement vomi ce sel.

QUATRIÈME SÉRIE

RECHERCHE DU CHLOROFORME DANS LES GAZ DE LA RESPIRATION, DU FORMIATE DE SOUDE DANS LES URINES, ACTION DE L'OXYGÈNE SUR LES ANIMAUX CHLORALISÉS.

Un cochon d'Inde est chloralisé par 0gr 75 d'hydrate de Chloral, administré par injection sous-cutanée, après avoir été dissous dans 1 centimètre cube d'eau distillée. La partie de la peau où est pratiquée l'injection a été rasée et recouverte de collodion à la fin de l'injection pour éviter la sortie de la plus petite portion du liquide injecté. L'animal est placé dans un bocal de deux litres de capacité auquel est adapté un bouchon du liége que l'on mastique de façon que la fermeture soit hermétique. Le bouchon donne passage à deux tubes en verre, l'un destiné à amener de l'air, l'autre communiquant au moyen d'un tube en caoutchouc avec un autre tube en verre vert, disposé dans une grille à analyse. Le tube en verre vert renferme de la chaux pure, il communique à l'autre extrémité avec un aspirateur. Le tube à analyse ayant été porté au rouge, le courant d'air est établi et entretenu pendant 3 h. 1/2. Après quoi, l'appareil étant refroidi, la chaux est dissoute avec les précautions ordinaires dans de l'eau fortement acidulée par l'acide nitrique pur. Cette solution précipite par le nitrate d'argent et le précipité offre tous les caractères du chlorure d'argent. Cette expérience a été répétée une seconde fois sur un cochon d'Inde, chloralisé par la même quantité d'hydrate de chloral ; le résultat a été le même.

Même résultat sur un animal qui avait reçu en injection sous-cutanée 0^{gr} 80 de trichloracétate de soude, le précipité obtenu était moins considérable. Il ne pouvait pas être d'un grand intérêt de peser ce précipité. Il est bien entendu que ce n'est qu'une faible portion du chloroforme produit par dédoublement, qui s'échappe par l'appareil respiratoire, révélant ainsi d'une manière indubitable la réaction chimique qui se produit dans le sang. Une seule objection peut être faite; le chlore trouvé, dira-t-on, provient non du chloroforme décomposé, mais d'une faible portion d'hydrate de chloral exhalé par la surface pulmonaire. Nous répondrons que si l'hydrate de chloral, exposé à l'air sec, se vaporise assez facilement à la manière du camphre, à l'air humide cette vaporisation est des plus lentes. Il faudrait admettre, dans le cas actuel, que la vapeur d'un corps solide, assez soluble dans l'eau, pût traverser un milieu saturé de vapeur d'eau, à travers des conduits tapissés d'une muqueuse.

Il est, d'ailleurs, hors de doute pour nous, que l'hydrate de chloral éprouve le dédoublement dans un temps excessivement court, après son arrivée dans le sang, milieu essentiellement alcalin et oxydant.

Le chloroforme, produit dans sa masse, est en grande partie détruit au bout d'un certain temps ; mais la stabilité relative de ce dernier corps, fait qu'il s'écoule un temps plus long pour sa complète transformation en chlorures et formiates, et finalement en carbonates alcalins; et, dès lors, il n'est pas suprenant qu'une faible quantité soit exhalée par la surface pulmonaire, perméable à la vapeur de ce corps.

Divers échantillons d'urine, provenant soit des chiens que nous avons chloralisés, soit des malades auxquels, à l'hôpital du Midi, M. le docteur Mauriac administrait du chloral hydraté, en proportion assez notable pour combattre les algies syphilitiques, ont servi à la recherche de l'acide formique devant exister dans l'urine à l'état de formiate de soude. Pour caractériser la présence de cet acide, notre premier soin devait être de l'isoler du milieu complexe dans lequel les réactions chimiques ne pouvaient être nettes, ni concluantes.

L'urine essayée, environ 200 cent. cubes, est acidulée par deux à trois grammes d'acide tartrique et distillée dans une cornue munie de son récipient, de manière à obtenir environ 100 c. cubes de liquide distillé. Ce liquide essayé, doit présenter les caractères suivants qui mettent hors de doute la présence de l'acide formique. En premier lieu, il doit être acide; en second lieu, réduire l'oxyde rouge de mercure; en troisième lieu, transformer en protochlorure, le bichlorure de mercure.

Dans cinq essais que nous avons faits de cette manière, savoir : trois sur des urines provenant de trois chiens, morts à la suite de l'anesthésie, produite par l'hydrate de chloral, et deux provenant de malades, le résultat a été positif et les caractères précédents manifestement constants.

Voici l'étude que nous avons faite préalablement, pour juger de la sensibilité du procédé.

$0^{gr},50$ de formiate de soude sont dissous dans 200 c. cubes d'urine ordinaire et distillée après avoir été additionnée de deux grammes d'acide tartrique; nous retirons environ 100 centimètres cubes du liquide distillé qui fournit les caractères indiqués plus haut.

Il est donc certain que l'urine des animaux chloralisés par de fortes doses d'hydrate de chloral, contient un des produits du dédoublement, et nous placerons ici la même observation qu'à propos du chloroforme. L'acide formique, à mesure qu'il se forme dans le sang, se transforme en acide carbonique aux dépens de l'oxygène absorbé par les globules, absorption d'où résulte en partie l'action physiologique de l'hydrate de chloral. Mais cette transformation de l'acide formique naissant en acide carbonique, n'étant pas instantanée, une partie passe dans les urines.

Nous avons examiné l'urine de trois échantillons provenant d'animaux auxquels nous avons administré du trichloracétate de soude. Deux provenaient de cochons d'Inde, un autre était de l'urine de chien. Nous avons déjà signalé que les urines émises par les cochons d'Inde soumis à nos expériences, étaient transparentes, la lactescence étant l'état normal. A la suite de l'expérience suivante, nous concluerons que le changement est dû à l'alcalinité plus grande des urines, qui renferment une proportion plus forte de carbonate de soude.

A de l'urine lactescente de cochon d'Inde, environ 5 c. cubes, nous avons ajouté $0^{gr},1$ de carbonate de potasse; en chauffant légèrement, le liquide redevient limpide.

L'échantillon d'urine de chien ne nous a offert aucun caractère bien marqué; il nous a paru que son acidité n'était pas normale, ces urines étant de celles qui présentent ce caractère à un degré élevé.

Mais aucune expérience comparative n'ayant été faite, une conclusion rigoureuse ne peut évidemment être tirée dans ce cas-ci.

Dans le cours de nos expériences, nous avons eu occasion d'essayer la respiration artificielle et les résultats n'ont pas toujours été négatifs; d'un autre côté, M. Giraldès avait observé que les enfants demandaient, pour être chloralisés, une dose relativement plus considérable d'hydrate de chloral que pour les adultes. Ces deux faits nous ont donné l'idée d'essayer l'influence de l'oxygène. Un cochon d'Inde, chloralisé par $0^{gr},75$ d'hydrate de chloral et depuis trois heures dans le sommeil chloralique le plus profond, est placé dans un bocal disposé comme pour la recherche du chloroforme dans les gaz de la respiration. L'un des tubes communique avec un aspirateur, le second avec un réservoir d'oxygène. Le courant est établi, et deux litres environ de ce dernier gaz avaient pénétré dans le bocal lorsque l'animal s'agita subitement et parvint à se mettre sur ses jambes. Le bocal fut immédiatement ouvert, le cochon d'Inde, remis à l'air ordinaire, retomba sur le côté, et à part l'insensibilité qui n'était pas complète, l'animal présente tous les caractères de l'anesthésie.

Le cochon d'Inde est remis en expérience et une seconde fois, après un certain temps, l'animal se met en mouvement et se tient sur ses pattes. Nous faisons passer dans le bocal 5 litres d'oxygène ; il fait entendre des grognements et soulève la tête. Il est retiré du bocal ; à l'air, il fait péniblement quelques pas ; placé à côté d'autres animaux semblables, il manifeste par ses grognements qu'il les voit, qu'il les sent.

Après environ cinq minutes, il retombe sur le côté gauche pour essayer de se relever. Quelques minutes après, l'animal revenait comme dans les expériences précédentes à l'état normal. L'influence de l'oxygène a été, à deux reprises, des plus manifestes. L'étude de cette action demanderait des expériences nombreuses et variées. Dans tous les cas, nous pensons que les appareils à gaz oxygène, de même que les appareils électro-médicaux devraient toujours être sous la main du médecin, qui provoque dans un but quelconque l'anesthésie de son sujet.

Les quelques faits suivants à proprement parler ne constituent pas une série d'expériences sur l'homme. L'action physiologique étant bien étudiée et démontrée sur diverses espèces animales, le médecin thérapeutiste et clinicien complète cette étude. L'expérience cède en quelque sorte la place à l'observation minutieuse des faits ; observation toujours longue lorsqu'elle est fructueuse. On comprendra pourquoi nous n'avons pas voulu aborder cette étude ; notre travail et nos expériences sur l'hydrate de chloral ont été entrepris au mois de février 1870 et continués sans interruption jusqu'au moment où les événements ont rendu tout travail impossible. Repris dans les premiers jours de juin dernier, nous n'avons pu, bien à regret, suivre sur l'homme quelques expériences projetées ; nous voulions surtout comparer l'état du sang durant le sommeil chloralique à l'état normal et à son état dans le sommeil ordinaire, établir la variation de la température, la variation de la tension artérielle, la variation dans la composition des gaz de la respiration.

Malheureusement si certaines expériences de chimie physiologique sont avec du temps et de la patience faciles à résoudre, d'autres demandent pour être étudiées un outillage spécial; et c'est surtout au point de vue des expériences nombreuses qu'il reste à exécuter pour établir certains faits physiologiques, relatifs à la respiration, que cette pensée a surgi chez nous.

Un malade, couché au n° 28 de la salle II, de l'hôpital du Midi, tourmenté de douleurs ostéocopes syphilitiques dans les membres inférieurs, est presque complétement privé de sommeil depuis longtemps. Le 21 juin, nous lui administrons 4 grammes de trichloracétate de soude dissous dans 100 grammes d'eau sucrée et aromatisée par de l'eau de fleur d'oranger. Le malade de très-bonne santé d'ailleurs, prend la moitié de la potion à 8 heures et demie. Après environ deux heures, le sommeil ne survenant pas, il prend la seconde partie de la potion ; il s'endort vers deux heures du matin et se réveille vers quatre heures et demie. Le malade n'a éprouvé ni nausées ni lourdeur de tête.

Le 22, le malade prend 6 grammes de trichloracétate de soude, sous forme de potion comme la veille, la première moitié à 8 heures et demie ; la deuxième vers minuit. Dans l'intervalle, le malade a été légèrement assoupi, il s'endort vers une heure et se réveille vers six heures, très-alourdi. L'état de somnolence se prolonge jusque vers dix heures.

4

Le 23, le malade ne prend pas son médicament, la nuit se passe sans sommeil.

Le 24, le malade prend vers huit heures et demie, la moitié d'une potion contenant 6 grammes d'hydrate de chloral; vers neuf heures, il s'endort paisiblement. A minuit un quart, il se réveille, se lève, mais ne peut se diriger dans la salle; et les malades ses voisins doivent le conduire; ils comparent son état à celui d'un homme ivre. Le malade se recouche, il sent ses douleurs, et le sommeil ne revenant pas, il prend vers une heure l'autre moitié de la potion. Peu d'instants après, il est sous l'influence d'un sommeil paisible et qui se prolonge jusqu'à huit heures du matin. Dans cet intervalle, le malade parle par moments comme sous l'influence d'un rêve, mais il n'a pas d'agitation.

Les jours suivants, le malade continue à prendre de l'hydrate de chloral à la dose de 4 grammes; et c'est grâce à ce médicament qu'il peut goûter toutes les nuits quelques heures de sommeil, en attendant que le traitement approprié auquel il a été soumis vienne combattre les accidents de la syphilis.

Cette observation montre que le trichloracétate de soude, à la dose de 6 grammes, a produit un sommeil sans agitation ni ébriété; mais l'action a été beaucoup moins prompte et moins profonde. Il conviendra, pour savoir dans l'application thérapeutique celui des deux médicaments qu'il convient d'employer de préférence, de faire de nombreuses expériances cliniques comparatives.

L'observation suivante est importante puisqu'elle montre qu'il est possible de prolonger le sommeil chloralique chez l'homme, comme nous l'avons fait chez les animaux. Nous la devons à M. le docteur Liégeois, qui nous l'avait communiquée verbalement sans détails, se réservant de la publier, lorsque la mort est venue le surprendre au milieu de ses travaux, Après la lecture d'une note sur l'hydrate de chloral, présentée par nous à l'Académie des sciences, M. le professeur Robin, à qui nous en avions donné connaissance, en avait fait part publiquement à ses collègues.

Durant le siége de Metz, un infirmier de l'ambulance dirigée par Liégeois, reçoit un éclat d'obus qui produisit une blessure au tendon d'Achille. Un accès de tétanos s'étant déclaré, Liégeois songea à administrer le chloral hydraté. Le malade fût chloralisé et entretenu dans le sommeil chloralique, pendant environ trois jours consécutifs, au moyen de doses administrées dès que le réveil apparaissait. Aucun accès nouveau de la maladie ne se déclara ni pendant le sommeil ni après. Il est certainement à regretter qu'un fait pareil ne nous soit pas connu avec plus de détails.

Nous avons administré à différentes reprises l'hydrate de chloral et conseillé son emploi, dans une foule de cas ; mais nous le répétons, quelques intéressantes que pouvaient paraître ces observations, elles n'ont pas été prises avec une rigueur scientifique suffisante.

Les travaux cliniques publiés sont déjà importants et le temps ne peut manquer de nous en apporter de nouveaux.

TROISIÈME PARTIE

Nous venons d'établir dans la première et la deuxième partie, les bases sur lesquelles nous pourrons bâtir nos déductions et nos conclusions. Après avoir cherché à acquérir une connaissance précise des substances chimiques expérimentées, nous avons cherché à baser les conceptions nées de l'observation sur de nouvelles expériences. Nous avons procédé par comparaison, moyen certain d'éviter les séductions d'une théorie préconçue, vers laquelle tout naturellement notre pensée fait converger ses efforts, se couvrant ainsi d'un voile épais, qui lui dérobe la vue de presque tous les faits qui ne pourraient pas concourir vers le but marqué d'avance. Signaler cet écueil que tout travailleur cotoie dans l'étude des sciences d'observation, c'est simplement montrer que nous avons fait nos efforts pour l'éviter.

L'hydrate de chloral, quelle que soit la voie d'introduction suivie dans nos expériences, voie stomacale, tissu cellulaire sous-cutané, agit de la même manière et sa rapidité d'action ne paraît pas varier. Dans le premier cas, malgré la causticité du médicament, la tolérance par l'estomac a paru facile, mais nous rappellerons que le médicament, dans ce cas, était administré en solution aqueuse assez étendue et sucrée. Dans un seul cas d'autopsie, la surface de l'estomac, au niveau de la grande courbure, était phlogosée.

Dans le second, avec nos injections sous-cutanées, nous n'avons jamais eu d'ulcération. L'hydrate de chloral rencontre dans ce tissu un liquide légèrement alcalin, mais son renouvellement étant très-lent, son action sur le médicament est peu considérable. Ainsi que l'autopsie nous l'a montré, et de même que pour le trichloracétate de soude, le pourtour de la cavité artificielle, dans laquelle la solution du médicament se loge pour un certain temps, présente une substance plastique due à un commencement de coagulation de l'albumine par le médicament, due aussi à l'épanchement qui se produit toujours autour d'un corps étranger. Dans son passage à travers les voies digestives, l'hydrate de chloral ne peut éprouver de modification de la part des liquides qu'il rencontre; leur composition chimique ne présente aucun corps dont l'action sur l'hydrate de chloral, le trichoracétate de soude et le formiate de soude, mérite d'être prise en considération. S'il est vrai qu'une partie de la salive soit alcaline, le suc gastrique est acide, et l'alcalinité des liquides est trop faible et la durée du contact trop courte pour amener l'altération d'une quantité appréciable du médicament.

Ces considérations ne sauraient s'appliquer à l'introduction du chloroforme dans l'économie. Les expériences nous ont montré combien son action était différente en rapidité et en quantité, selon qu'il agissait directement par l'appareil respiratoire, ou qu'il était introduit mélangé à l'alcool, dans le tissu cellulaire sous-cutané. Dans ce dernier cas, la lenteur de l'absorption est exactement due à son insolubilité dans l'eau, et l'alcool sert d'intermédiaire pour faciliter son arrivée dans le sang.

L'hydrate de chloral, arrivé dans le sang par l'une des deux voies signalées ; son état de dissolution, l'arrivée par petites portions dans un liquide toujours en mouvement, l'empêchent d'agir chimiquement. Ces deux conditions et de plus l'alcalinité du sang qu'on ne peut faire disparaître sans amener la mort, la température du milieu, sont éminemment favorables à la décomposition du médicament dans ses deux facteurs.

Du chloroforme se produit pendant un certain temps, d'une manière continue jusqu'à l'absorption complète de l'hydrate de chloral et en même temps de l'acide formique. Ce dernier corps prenant naissance dans un milieu alcalin et éminemment oxydant, passe en grande partie à l'état de carbonate: une faible quantité s'échappant par les urines surtout quand l'action est prolongée. Mais la conséquence de cette transformation en carbonate est l'absorption d'une partie de l'oxygène et partant les conditions de la vie des globules sanguins se trouvent changées.

Les preuves de cette action que tous les physiologistes ont laissé passer inaperçues, apparaissent nombreuses lorsqu'on relit les observations présentées ; la preuve la plus irréfutable se déduit de la coloration du sang et des caractères de la mort qui sont ceux de l'asphyxie. Dans cette altération des globules rouges par l'absorption d'une partie de l'oxygène, nous trouvons l'explication de certains autres faits ; les animaux dont l'activité respiratoire est très-grande exigent une plus grande quantité de médicament. D'après l'observation de Liégeois et de quelques autres savants, le chloroforme sur un sujet préalablement chloralisé, parvient difficilement à produire l'anesthésie. L'hydrate de chloral, au contraire, d'après l'observation de M. Giraldès, continue l'action du chloroforme. En dernier lieu, l'action principale et si rapide de l'oxygène se trouve légitimée.

Pourquoi, si nous attribuons une part considérable d'action à l'acide formique produit dans le sang, le formiate de soude a-t-il une action si faible, en quelque sorte nulle, à moins d'être donné à très-haute dose ? La réponse est facile si on n'oublie pas les conditions dans lesquelles on se trouve dans les deux cas.

Dans le premier cas, quand l'acide formique se forme dans la masse du sang, ce corps est à l'état naissant et en quelque sorte dans un état comparable à celui où il se trouve lors de sa formation dans la liqueur cupro-potassique. Or, qu'avons-nous observé dans ce cas ? une réduction rapide, due principalement à l'oxydation de l'acide formique au fur et à mesure de sa fondation, car la réduction est beaucoup moins rapide d'une part, avec le chloroforme, de l'autre presque nulle avec l'acide formique.

Ainsi donc l'un des deux facteurs du dédoublement de l'hydrate de chloral agit directement et rapidement pour soustraire aux globules du sang une partie de l'oxygène et diminuer leur activité.

Quel est le mode d'action du second produit, à coup sûr le plus important dans l'action physiologique, de l'hydrate de chloral?

En premier lieu, il est certain que vu les conditions de sa production, une certaine quantité est rapidement transformée en chlorure et formiate, et ce dernier sel en carbonate ; mais cette action est certainement secondaire. Le chloroforme absorbé par les globules de sang et transporté dans toutes les parties du corps, va agir sur certains éléments anatomiques, en modifiant physiquement et chimiquement certains de leurs éléments constituants jusqu'à sa complète élimination. De là, l'explication de ce fait, qu'une partie du chloroforme est éliminée par voie d'échange gazeuse à la surface pulmonaire. Mais dans l'état actuel de la science, il n'est pas possible de dire quelles sont les substances constituantes des globules du sang et des différents éléments constituant le système nerveux, qui sont modifiés physiquement et chimiquement par le chloroforme.

Par des observations microscopiques minutieuses, par des analyses chimiques persévérantes, délicates, il sera toutefois possible, en multipliant les expériences, de combler ce désidératum.

Les substances grasses phosphorées, telles que la lécithine et le protagon, sur lesquelles certains auteurs ont fait porter l'action du chloroforme, sont, malgré de nombreux travaux, encore mal définies ; et la composition chimique comparée des différentes parties du système nerveux est loin d'être terminée.

Est-il possible d'admettre que l'action physiologique de l'hydrate de chloral se réduise à celle du chloroforme produit par dédoublement dans la masse du sang ? Les différences signalées dans le mode d'action de ces deux corps par l'observation et l'expérience, sont-elles dues uniquement au mode d'introduction du médicament dans l'économie ?

Les faits précédents rigoureusement déduits de certaines de nos expériences, suffiraient à eux seuls pour répondre qu'il n'est pas possible d'accepter une semblable explication. Mais la conséquence à tirer du mode d'action du trichloracétate de soude tel qu'il ressort des expériences comparatives, vient apporter un nouvel appui à notre manière de voir.

Voilà un médicament qui, administré comme l'hydrate de chloral par voie stomacale ou par injection sous-cutanée, donne du chloroforme, dès qu'il arrive dans le sang, et cependant l'intensité de la durée de l'action, les modifications de la sensibilité ne sont pas semblables. La marche des phénomènes produits par l'administration du trichloracétate de soude, se rapproche beaucoup plus de celle qui est observée lorsque du chloroforme est injecté sous la peau, que de celle qui résulte de l'administration de l'hydrate de chloral.

Voilà donc trois corps qui, agissant sur un organisme animal, ont une action similaire. Dans une étude physiologique, ils ne pourraient être séparés et pourraient former un genre spécial dont chacun constituerait une espèce particulière.

Le chloroforme administré par l'appareil respiratoire sous forme de vapeurs, conserve le premier rang, comme agent anesthésique. Son action est rapide et relativement de courte durée. Administré par voie d'injection sous-cutanée, il passe au troisième rang comme agent anesthésique et modificateur de la sensibilité.

L'hydrate de chloral administré par voie stomacale ou par injection sous-cutanée doit être placé au premier rang comme agent soporifique ; au second, par rapport au chloroforme comme modificateur de la sensibilité. Son action est rapide, de longue durée relativement, et se complique de la double action du chloroforme d'une part, de l'acide formique de l'autre; actions bien distinctes et qui se surajoutent.

Le trichloracétate de soude, quelle que soit la voie suivie pour l'introduire dans l'organisme animal, agit uniquement comme du chloroforme qui pénètre lentement dans le sang.

Sa décomposition, moins rapide dans les mêmes circonstances que l'hydrate de chloral, l'absence de l'acide formique produit en suffisante quantité pour déterminer une absorption notable d'oxygène et gêner l'hématose, expliquent pourquoi l'action n'est pas identique.

D'après ce qui précède, nous venons confirmer la théorie du dédoublement de l'hydrate de chloral dans l'économie, telle qu'elle a été formulée par le professeur Oscar Liebreich et telle qu'on la produit dans le laboratoire. Mais au point de vue physiologique, nous croyons avoir démontré que l'hydrate de chloral n'agit pas uniquement comme du chloroforme introduit lentement dans le sang.

Il résulte de nos expériences que l'influence des doses est considérable et il est facile de se convaincre qu'il y aurait grand danger à vouloir atteindre l'anesthésie complète, telle qu'elle est produite par le chloroforme. La mort est survenue invariablement chez tous les animaux sur lesquels un pareil résultat avait été obtenu.

L'explication d'un pareil fait est facile à donner ; en premier lieu l'hydrate de chloral agit comme médicament asphyxiant; en second lieu, dès qu'une certaine dose a été introduite dans l'organisme, elle agit successivement jusqu'à sa complète absorption, transformation et élimination, et l'on ne peut, à un moment donné, arrêter subitement l'influence du médicament.

Le chloroforme n'agit pas ou très-peu comme asphyxiant; son action est rapide et l'organisme n'y est soumis que pendant un temps relativement court. Dès que les symptômes inquiétants se manifestent, le médicament absorbé par inhalation est immédiatement éloigné.

Nous pouvons donc formuler les propositions suivantes :

1° L'action de l'hydrate de chloral sur des organismes similaires, est différente de celle du chloroforme.

2° Cette action est spéciale à ce corps, mais elle peut être considérée comme la résultante de celle des deux produits dans lesquels il se dédouble au contact du sang, savoir : le chloroforme et l'acide formique.

3° L'action de l'hydrate de chloral sur l'organisme animal est différente de celle du trichloracétate de soude qui, au contact du sang, produit du chloroforme et de l'acide carbonique.

Dans l'action de l'hydrate de chloral, l'abaissement de température, la diminution dans le nombre des mouvements respiratoires sont beaucoup plus marqués qu'avec le chloroforme et le trichloracétate de soude. Les expériences montrent également qu'en tenant compte de la rapidité et de la durée d'action, l'hydrate de chloral comme les deux autres corps, agit successivement : en premier lieu, sur les ganglions du cerveau ; en second lieu, sur ceux de la moelle épinière ; en dernier lieu sur les ganglions du cœur.

Pour résumer pratiquement l'action effective de l'hydrate de chloral, telle que les expériences nous l'ont montrée, nous distinguerons trois degrés, atteints graduellement et successivement par des doses croissantes, mais variables suivant les individus.

1er *degré.* — Action soporifique faible et sédation légère du système nerveux sensitif, pouvant s'accompagner par intermittences d'une agitation particulière, comparable à celle que produiraient certains rêves.

2e *degré.* — Action soporifique énergique et impérieuse, avec diminution de la sensibilité. A cette période correspond un sommeil calme, d'une durée variable, mais sans trouble apparent des fonctions principales de la vie. Par des doses successives administrées dès que l'action des premières a presque complétement disparu, le sommeil peut être entretenu pendant une période relativement très-longue.

3e *degré.* — Action anesthésique avec perte complète de la sensibilité générale et résolution musculaire complète; la mort survient presque toujours lorsqu'on a atteint ce degré. On peut la retarder par la respiration artificielle et comme l'expérience nous l'a montré, l'empêcher très-probablement par des inhalations d'oxygène.

M. le professeur Oscar Liebreich a fait connaître quelques expériences, démontrant l'antagonisme de la strychnine et de l'hydrate de chloral. De son côté, Liégeois, retournant l'expérience, a montré que l'hydrate de chloral était antagoniste de la strychnine.

Les applications thérapeutiques ressortent naturellement des déductions que nous avons formulées plus haut, au point de vue pratique. Dans toutes les affections nerveuses, si variées, d'origine multiple, en présence desquelles les ressources de l'art de guérir sont si limitées, l'hydrate de chloral sera toujours administré avec fruit. Dans presque tous les cas, il calmera les souffrances et souvent son action suffisamment continuée amènera la guérison, sous l'influence du sommeil calme qu'il produit et qui permettra à l'organisme de réagir.

Les malades soumis à l'influence du sommeil chloralique, perçoivent-ils la douleur en apparence calmée ? Il est difficile de répondre catégoriquement ; mais dans tous les cas nombreux qu'il nous a été donné d'observer, les malades, à leur réveil, n'ont aucun souvenir de leur souffrance.

Les principales contre-indications signalées pour son emploi, résident dans la présence d'ulcérations ou plaies de quelque nature qu'elles soient, sur le trajet du tube digestif ; dans l'existence d'une affection organiqne des appareils respiratoire et circulatoire. Dans ces deux cas, on pourrait pratiquer des injections sous-cutanées, et souvent l'administrer sous forme de lavement, en employant un excipient convenable, le jaune d'œuf par exemple, qui remédierait à son action caustique.

C'est avec raison que l'on a pratiquement rapproché l'action thérapeutique de l'hydrate de chloral de celle de l'opium, dont il ne possède aucun des graves inconvénients. Au point de vue physiologique, le rapprochement n'a aucune raison d'être fait.

Il nous serait facile de présenter la liste des nombreuses affections dans lesquelles l'hydrate de chloral a été administré souvent avec succès. Nous jugeons que cette nomenclature n'aurait pratiquement aucun intérêt, et nous nous en tiendrons aux quelques considérations générales que nous venons de formuler.

Nous signalerons combien il serait à souhaiter que ce médicament fût appliqué sérieusement au traitement de tant de formes de folie dans lesquelles la surexcitation du système nerveux et l'insomnie sont les éléments principaux.

Dans tous les cas, le médecin devra dans l'administration du chloral hydraté, débuter par des doses relativement faibles, telles que 0gr 50 chez les enfants : 1 gramme chez les adultes. Pareille dose peut être renouvelée toutes les demi-heures, jusqu'à production du sommeil calme.

Au réveil, et si l'effet produit n'a pas été suffisamment prolongé, il n'y a pas de danger à continuer de semblables doses.

La facile solubilité de l'hydrate de chloral en proportion considérable dans l'eau, l'alcool, l'éther, le chloroforme, la glycérine permet de donner à ce médicament des formes médicamenteuses nombreuses et variées. La connaissance que nous avons de ses propriétés physiques, organoleptiques et chimiques, peuvent nous guider sûrement dans le choix de telle ou telle préparation. En premier lieu, pour l'usage interne, nous conseillerons, comme l'a fait Oscar Liebreich, l'emploi du sirop. M. Follet a, le premier en France, indiqué et préparé un sirop agréable, exactement dosé et qui peut être pris sans dégoût. Il est préparé, en dissolvant 1 gramme d'hydrate de chloral dans 20 grammes de sirop de Tolu, ou le contenu d'une cuillerée à bouche. Ce sirop se conserve en quelque sorte indéfiniment.

L'hydrate de chloral a été administré à l'état solide, recouvert d'une enveloppe de gélatine, c'est-à-dire sous forme de capsules. Nous ne saurions conseiller cette préparation pour deux raisons :

En premier lieu, au bout d'un certain temps, l'enveloppe est détériorée ;

En second lieu, le contact de l'hydrate de chloral non dissous sur la paroi stomacale, produira dans beaucoup de cas une irritation dangereuse.

Dans tous les cas et selon les indications qu'il voudra remplir, le médecin pourra formuler telle quantité d'hydrate de chloral qui lui paraîtra convenable, en solution dans un liquide sucré et aromatisé.

Pour l'usage externe et en applications sur la peau, l'hydrate de chloral ne peut avoir une action thérapeutique très-énergique ; il mortifie l'épiderme et provoque son renouvellement, mais son absorption doit être très-lente. Dans tous les cas, et si le médecin désire l'employer, nous lui conseillons une solution de ce corps dans la glycérine dans la proportion suivante :

5 grammes. . .	Hydrate de chloral.
20 grammes. . .	Glycérine.

Sous forme de lavement à la dose de 2 et 4 grammes dissous dans l'eau, il pourra être administré, mais il sera difficilement supporté. Dans tous les cas, il sera bon d'émulsionner un jaune d'œuf dans le liquide.

Pour les injections sous-cutanées, nous conseillerons la solution suivante :

Hydrate de chloral. . . .	10 grammes.
Eau distillée	30 grammes.

Le trichloracétate de soude peut recevoir les mêmes formes pharmaceutiques que l'hydrate de chloral et être administré soit aux mêmes doses, soit à des doses un peu plus élevées. Il restera à déterminer par l'expérience thérapeutique et clinique, quels sont les cas où il convient de l'administrer de préférence à l'hydrate de chloral, et à rechercher si d'autres trichloracétates, et en particulier, les trichloracétates de certains alcaloïdes ne seraient pas préférables, et ne répondraient pas à d'autres indications.

PARIS. — IMP. VICTOR GOUPY, RUE GARANCIÈRE, 5.

www.ingramcontent.com/pod-product-compliance
Ingram Content Group UK Ltd.
Pitfield, Milton Keynes, MK11 3LW, UK
UKHW020420230726
13925UKWH00004B/1540

9 782013 695947